医师管理制度的国际比较

简伟研　熊先军　郭　岩　著

北京大学医学出版社

YISHI GUANLI ZHIDU DE GUOJI BIJIAO

图书在版编目（CIP）数据

医师管理制度的国际比较 / 简伟研，熊先军，郭岩著 .
—北京：北京大学医学出版社，2015. 1
ISBN 978-7-5659-0964-1

Ⅰ . ①医…　Ⅱ . ①简…　②熊…　③郭…　Ⅲ . ①医师
－管理－制度－对比研究－世界　Ⅳ . ① R192.3

中国版本图书馆 CIP 数据核字（2014）第 236665 号

医师管理制度的国际比较

　著：　简伟研　熊先军　郭　岩
出版发行：北京大学医学出版社
地　　址：（100191）北京市海淀区学院路 38 号　北京大学医学部院内
电　　话：发行部 010-82802230；图书邮购 010-82802495
网　　址：http://www.pumpress.com.cn
E - m a i l：booksale@bjmu.edu.cn
印　　刷：北京画中画印刷有限公司
经　　销：新华书店
责任编辑：董采萱　　责任校对：金彤文　　责任印制：李　啸
开　　本：787mm×1092mm　1/16　印张：8.25　字数：164 千字
版　　次：2015 年 1 月第 1 版　2015 年 1 月第 1 次印刷
书　　号：ISBN 978-7-5659-0964-1
定　　价：38.00 元

本书由
　　北京大学医学科学出版基金
　　　　　　资助出版

前　言

　　无论在哪个国家、哪种社会形态下，医生大概都是令人向往的职业。然而，在中国，随着"看病难、看病贵"的呼声高涨，医生这个行业似乎陷入了某种尴尬的境地。当一个接受过良好教育的社会精英群体，"集体"受到包括"道德问题"在内的诟病时，我们的直觉是，制度层面上出现问题的可能性比较大。

　　2009年以来，中国积极推进新一轮医药卫生体制改革。在医疗保障、药品制度、基层卫生及公共卫生方面取得良好进展时，很多学者都遗憾地指出，"公立医院改革的路径尚未明朗"[①]。公立医院的行为主体是公立医院的医生。可以肯定的是，尚未明朗的核心问题依然是医生管理的问题。

　　我们从2005年开始便一直关注医生管理的问题。起初，我们从外围政策入手，关注医疗服务的价格政策、支付制度设计等对医生行为的影响。接着，我们又关注到医院内部管理，比如医生工作量测评等问题。而后，我们把目光投向发达国家，观察制度相对稳定的发达国家如何解决医生的管理问题。接下来，我们又把视线转回到国内，再一次审视医院和外部利益相关者的关系，以及医院内部院级管理、科室和医生的关系。这样"从外到里又从里到外"地走了一遭以后，我们开始静下心来梳理头绪，整理研究的发现，并归纳思考所得。

　　我们把这些年对医师管理制度问题的主要研究发现和思考所得都写进这本书里。为了不失一般性，且避免组织内容和观点的过程产生偏颇，我们在第一章提出了本书分析"医师管理制度"的基本框架："仁心"驱动"仁术"，"制度"维系"仁心"。于是，全书无论是对哪一个国家的"医师管理制度"进行分析，均围绕如何保证行医者拥有正确的动机和良好的医术而展开。

　　本书以"国际比较"为切入点，这一方面是因为"比较"是发现问题的便捷途径，另一方面是"国际经验"中确实有能给国内改革以启发的地方。于是，本书自第二章开始，连续使用了四个章节的篇幅，分析了英国、美国、加拿大和德国这四个西方发达国家在医师管理制度的设计和运行过程中的特点。

---

① Yip WC, Hsiao WC, Chen W, et al. Early appraisal of China's huge and complex health-care reforms. Lancet, 2012, 379 (9818): 833-842.

选择两个欧洲国家和两个美洲国家，也是为了展现地区特点和文化传统对制度的影响力。随后，从第六章开始，我们首先分析中国的医师管理制度特点（第六章），并以中外比较的视角分析了中国和欧美发达国家从卫生系统宏观设计到医师管理制度具体安排上的主要差异（第七章），进而总结西方发达国家在医师管理制度的安排上对中国的启示（第八章）。最后，在"结论"部分，我们回归到特定环境当中，提出我们经过仔细思量以后得出的破解中国医师管理制度核心问题的途径和方略。

为了更为具体地阐述观点，我们在最后安排了三个附录，分别阐述了三个在本书正文中提及的重要而技术性较强的问题，即医生工作量的测量、支付方与服务提供方的合约以及用于医疗服务管理的病例组合（case-mix）工具。

在多年关于医师管理制度的研究过程中，我们与许多研究者、医生、医院管理者及政府官员有过深入的交流。大多数的人都认同的一点是，中国在医师管理的制度设计上需要改革，需要总结自身的教训，也需要借鉴别国的经验，但最需要的是在客观地梳理和分析中国具体问题的基础上，将这些经验和教训有机地组织起来。我们希望本书在这一点上有所突破，从而能够为中国医师管理制度的完善提供资料、证据或是观点的支持。

目　录

第一章　基本问题及其分析框架

研究问题的提出

在民众"看病难、看病贵"的呼声日益强烈的背景下，中国开始了新一轮医药卫生体制改革。然而，改革进行至今，直接关系"看病"、触及医疗服务提供者的改革，始终被视作难以突破的"深水区"。回顾 2009 年提出的"五项改革的重点任务"[①]，其中的前四项工作，无论是健康保障体系、基本药物制度，抑或公共卫生服务均等化工作、基层卫生服务体系建设，都有了不同程度的突破[②]；只有最后一项，即集中了中国绝大部分医疗资源的公立医院的改革，到目前为止依然处于"试点"阶段，改革的路径仍然不甚清晰。

值得注意的是，"医院"是医疗服务提供的场所，而提供服务的主体则是医院中的医务人员，其中，又以"医生"这个群体为代表。大多数情况下，人们并不能准确地预期什么时候患病（所谓的卫生保健服务需求的"不确定性"）；一旦患病，出于对健康的珍视，总希望尽早康复，不甚计较治疗花费（所谓的医疗服务"价格弹性低"）。而大多数情况下，患者并不能（像消费一般消费品那样）"独立"地判断接受什么医疗服务及使用什么药物，这个过程需要通过具备专业素养的医生来完成（所谓的医疗服务提供方与需求方之间的"信息不对称"）。这些医疗服务的特点，使得医生能够在医疗服务过程中处于优势地位；处于相对劣势的患者，则被认为在这个过程中存在着"潜在"的利益损失。

界定和度量上述医疗服务过程的分析有很多。经典且被学术界广为引用的"诱导需求"[③]模型认为，当医生的实际收入与预期收入存在差距时，会凭借其信息优势诱导患者增加医疗服务消费。使用这个模型进行分析的结论是，

[①]　国务院. 医药卫生体制改革近期重点实施方案（2009—2011）. http://www.gov.cn/zwgk/2009-04/07/content_1279256.htm

[②]　Meng Qun, *Lancet*, 2012 和 Winnie Yip, *Lancet*, 2012.

[③]　参见 Sherman Folland 等著 *The Economics of Health and Health Care* 中关于"供给诱导需求和小地域差异"的内容。

放开医生（及其他掌握高技术的医疗服务提供者）的准入门槛，会引发过度医疗，从而使医疗费用上涨，医疗资源浪费。部分实证研究的结果也发现，医疗服务提供者数量增加（供给增加）并没有因为"供大于求"而使医疗服务价格下降，因此，支持了"诱导需求"模型的结论④。

然而，针对中国"看病难"和"看病贵"并存的特殊现象，有学者提出了另一个分析角度，即："过高"的准入门槛（尤其是行政管制造成的准入障碍）一方面导致了医疗服务的提供不足，进而造成了"看病难"；另一方面，人为地给予现有的医疗机构垄断地位（不仅仅是医疗机构由于技术壁垒而出现了"自然垄断"），进而造成了"看病贵"。事实上，在中国医疗费用飞速上涨的二三十年里，医疗服务提供者数量的上升速度远远低于医疗费用的上涨速度。这似乎为"过度管制"这个分析模式所得出的结论提供了佐证⑤。

到底是"过度放任"还是"过度管制"造成了今天中国医疗服务领域的困境，学术界的争论一直没有停止。不过，从这些有启发性的争论中，可以得到一些基本认识：对于医疗服务领域而言，医疗服务提供者（尤其以医生为代表）需要相应的规制，但又不能无限制地"强硬约束"。关键在于：第一，规制的"度"要合理；第二，规制的目标要正确，即让医生的诊疗行为"回归到"以患者健康福祉为依归的正确轨道上来。显然，这些是针对医生管理的制度设计问题。换言之，对于医疗服务提供者的改革，无论是强调强化约束抑或主张放宽管制，到了"动真格"的政策实践时，都需要通过精细的制度设计，科学地把控张弛之道，将医生的行为引导到增进患者健康福祉这一核心上来。这便是本书集中关注"医师管理制度"的初衷。更准确地说，**本书的目标是试图在一定程度上回答这样的问题：在中国的特定环境下，如何改革激励和约束机制的安排，保障医生的诊疗行为符合患者的健康福祉。**

影响医生行为的因素

收入

收入对医生行为的影响可以从多个层面来看。一方面是沿着"供给诱导需求"模式的思路走。该模型推测医生行为除了基于医患之间的信息不对称以外，另一个核心思想是医生的"期望收入"⑥，即：如果医生诊治患者的实际

---

④　参见 Shain 和 Roemer（1959）及 Roemer（1961）关于床位数和住院天数关系的实证研究。
⑤　参见周其仁《病有所医当问谁——医改系列评论》（2008）。
⑥　同注释 4。

收入低于他（她）的期望收入，医生便引导患者多消费，直到达至其期望收入为止。换言之，该模型认为诱导的多少与医生期望收入和现实收入的差距直接相关；如果医疗服务市场中存在某种价格管控抑制了医生的收入，医生诱导需求的行为将增加。

另一个角度是从医生声望损失的机会成本来看。医生提供服务的基点应当是根据患者病情的实际需要，诱导患者过度利用服务是一种"不道德"行为。某医生如果出现这种行为并被曝光，其声誉将受损，进而影响其职业发展或未来收益。在相同曝光可能性下，收入越高意味着诱导需求行为的代价将越大。

再一个方面是从医生人力的宏观视角出发。收入作为医生劳动力的价格，其高低引导劳动力在医生这个行业中的配置。预期收入越高，计划接受医学培训、从事医生行业的人就越多。劳动力市场的变化，直接影响医疗服务提供者之间的竞争强度，进而影响医疗服务供给的数量和质量。

职业发展

职业发展对医生行为的影响大致可以从两方面看：一是晋升制度，二是声誉。技术职称上的晋升是行业对医生个人在医疗服务能力上的认同。得到同行的认同，无疑是医生职业生涯中所要追求的。医生要获得晋升，需要满足晋升的条件。于是，晋升过程中对医生的评价方法、维度和指标将影响医生在执业过程中的行为。

声誉是社会对医生在能力乃至操守上的认同，同样是医生在执业过程中所努力追求的。声誉的产生是医生医疗服务产出的累积。注重声誉的医生，在医疗服务过程中会更加注重医疗安全和质量以及患者的满意度。

法律法规、行业准则和职业精神

医生是"健康所系、生命相托"的行业，技术壁垒高，且涉及的伦理问题众多，是少数几个有专门法律法规、拥有强大行业组织和强调职业精神的特殊行业之一。针对医生执业的法律法规（如中国的《执业医师法》），一般以"权利"和"义务"的条款对医生的诊疗行为进行约束，这是医生执业过程中不可违拗的基本准则。

行业准则一方面直接关系医生的准入和退出[7]，另一方面，医学行业组织

---

[7] 即便在那些政府直接管理医生准入和退出的国家和地区（如中国），医生的行业组织也在医生准入考核，医疗过失和医疗事故技术鉴定等方面发挥重要的作用。

出台的各种技术规范和临床诊疗常规直接影响医生的诊疗行为。尽管技术规范不像法律法规那么"强硬"，但却是评价医生诊疗行为恰当性的直接依据。

至于医生职业精神对医生行为的约束，学界有着不同的看法。部分学者认为靠职业道德约束医生主要靠医生的自觉，而非外界第三方的监督，于是便成了一种"软约束"，对医生行为的影响很有限。但另一种观点却强调古今中外的医生行为准则中，均强调医生救死扶伤的职责和对患者无分贵贱的关怀。作为底线的法律法规以及纯粹的技术规范，均难以捕捉仁心仁术之细节，真正以患者为中心的医疗行为需要靠医生发自内心的精神来约束。

价格政策和支付制度

一般认为，医疗服务提供者能够依靠医疗技术壁垒形成自然垄断，因而，很多地区都或多或少地对医疗服务价格进行管制。公共定价是管制的极端形式，即政府依据所谓"社会平均成本"规定各项医疗服务的价格。即便政府有能力精准地测算各项医疗服务的平均成本[8]，对于医生个体而言，医疗服务成本大多或在平均成本（医疗服务价格）之上，或者在其之下。于是，当两个医疗服务可以替代时，医生会倾向于提供对他（她）自己而言成本较低的服务，或者把更多的精力放在那些成本低于平均成本的服务上面。

支付制度是另一种重要的经济激励安排。理论上讲，当价格单元刚好是需要购买的单位产出时，监督成本最低。然而，医疗服务的产出是健康状态的恢复，"健康"难以定量，也就不可能作为定价单元。现实世界中对医疗服务的定价并非直接以健康产出为单元，而是采用某些医疗服务过程的单元为替代，如按项目付费、按床日付费、按单次住院付费、按人头付费等。不同的定价方式给医生不同的激励和约束，于是医生会产生不同的策略性行为。例如，按项目付费下医生倾向于多提供服务；按床日付费下，医生倾向于延长患者的住院时间；按单次住院付费下，医生倾向于缩短单次住院时间，甚至拆分单次住院；按人头付费下，医生则倾向于减少对单个患者的服务量，或者躲避与身体状况不佳的人签订服务协议。

外部政策与医院内部管理

传统上对支付制度的分析局限于支付方与医生之间的博弈，即支付方式的变化影响医生的效用，医生的效用变化影响其行为。然而，现实世界中，许多

---

[8] 事实上，精准测算数千项医疗服务的成本是很难办到的，即便勉强进行估算，也是代价高昂。也因为这样，进行公共定价后，价格部门无法按照社会经济的变化及时调整医疗服务价格。

医生并非独立开业或以完全独立的身份行医，而是作为医疗机构的雇员提供医疗服务。在后一种情况下，医疗机构便成了博弈的一方。于是，近年来，有学者提出了支付方、医院和医生三方博弈的分析框架。在这个框架下，支付方式变革的"连锁反应"变为：医院外部支付制度的变化影响医院（管理者）的效用，这个效用变化导致了医院（管理者）调整医院内部管理制度，而内部管理制度的变化影响医生的效用，后一个效用变化影响医生的行为[9]。

"激励理论"为医院因应外部政策而调整内部管理提供了基本准则——"激励相容"。"激励相容"是指管理者在制度设计时能够让个人利益和集体利益相一致的状态。显然，在这种状态下，组织管理成本是最低的。如果医院的管理者遵循"激励相容"的原则，医院内部管理制度对医生产生的激励应该是，医生努力获得较多收益时，医院较容易实现其组织目标（即医院管理者的收益也较多）。

棘轮效应和替代效应

"棘轮效应"是描述调整激励水平时，"向高调整容易，但往低调整困难"的一种状态。在医疗费用支付制度改革时，很多地区都有"棘轮效应"的报道。例如，医疗保险对某精神病医院住院患者实行按床日付费，预期医院在按床日付费的激励下，医生将降低单床日的医疗费用。然而，实证数据显示，单床日费用并未降低。产生这种情况的重要原因是医生为了防止下一期医疗保险降低床日费用[10]，于是努力维持甚至提升单床日的花费。

"替代效应"是指不同的激励方式之间可能产生相互替代的作用。研究得最多的是收入和职业发展之间的替代。当然，从经济学的角度，可以将职业发展也纳入"收入"的分析框架下。这是因为，一般意义上的"收入"主要通过"当期收益"对医生行为产生影响，而职业发展则可视为通过医生对未来收益的预期来影响医生的行为。在实证分析上也显示，如果医生对其职业发展的预期良好，他（她）对当前收入的关注程度会降低。

当然，无论是棘轮效应还是替代效应，对政策制定者和制度设计者最重要

---

[9] 沿着这样一个思路，在组织层次较多的医院，临床科室应该也算博弈的一方，因为临床科室直接管理医生。当医院层面的管理制度变化时，科室将作出因应，调整科室内部管理，进而影响医生的行为。

[10] 在维持床日费用不降低的同时，医疗服务提供者改变诊疗模式，减少药品、耗材等的提供以降低成本，同时提升那些主要依靠医务人员劳动付出的服务，如护理服务、精神状态诊疗量表的测量等。

的启示其实是，在设计和制定医生管理制度时，需要综合考虑影响医生行为的各种因素以及因素之间的交互作用，努力将多种激励作用有机地整合到医生管理的制度安排当中，让这些因素协同作用，相得益彰。

分析框架和策略

"制度影响行为，行为影响产出"是本书遵循的基本逻辑。换言之，本书的基本分析框架是医师管理制度影响了医生的行为，进而影响到医疗服务的产出，即患者的健康福祉。

具体来说，医生的诊疗行为是患者福祉的重要影响因素，而医生的技能以及医生受到的激励和约束决定了其诊疗行为。医生这个行业的准入规则决定了医生的基础素质；对医生进行职业技能的继续教育，在很大程度上影响到医生知识和技能的更新。从激励机制上看，最主要的两类激励是经济收入和职业发展。上述各种制度安排，除了由行政管理部门以规范性文件的形式颁布实施的举措以外，可能还存在一些"非正式"的安排（例如，某些医生除了正式的薪酬制度安排下的薪水外，可能还存在其他"灰色"收入）。而本书关注的主要是"正式安排"这个层面，即本书所谓的"医师管理制度"，其范畴是医生教育和准入制度、薪酬制度、晋升制度的正式安排，以及制定和执行这些制度的相关机构之工作职责。

当然，一个国家的医师管理制度必然是在当地卫生体系的框架下，同时，必然受到当时当地特定的社会、经济和宏观政策环境的影响。为了更加深入地认识这些制度特征，本书在分析不同国家医师管理制度时，会把医师管理制度放到具体国家的卫生系统当中，同时，适当地将分析范围向所在国的宏观制度环境拓展。

与其他的制度变革一样，改革医师管理制度需要"成本"。部分制度学派的学者认为，改革的成本，除了重新分配利益所付出的代价外，另一项重要的成本是"讯息"。事实上，决策的过程是"诊断问题—构建备选方案—选择备选方案"的过程。这个过程中任何一个环节都需要大量的信息支持，这个过程越是精细，需要的信息就越多。从资讯的来源看，除了靠自身的"试点"探索，"摸着石头过河"外，另一个重要的来源便是放眼看世界，学习其他国家和地区的经验。这也是本书把重点放在国际经验分析的原因。

更具体地讲，本书选择了英国、美国、德国和加拿大四个西方发达国家作为主要的分析对象。这是因为，一方面，包括上述"诱导需求"在内的诸多医生行为的分析模型来自西方学界。到目前为止，关于医疗服务提供者的规制所

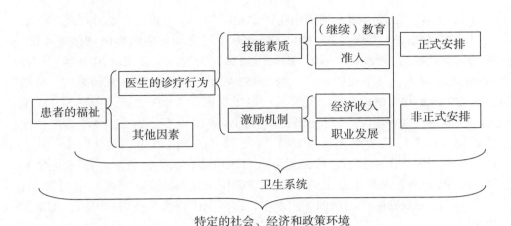

图 1-1　医师管理制度的基本分析框架

进行的学术性研究及政策性实践的报道，大部分来自西方发达国家。这说明，他们很早就关注这些问题，并为之付出了很多努力，也积累了很多经验。另一方面，更为重要的是，与中国目前快速变革的状态不同，这些西方发达国家在医疗保健领域已形成了较为稳定的制度体系。这反映出，这些国家经过了长期的实践，已经找到了一套符合自身国情的、能够较为有效地管理医疗服务提供者的制度安排。

　　当然，"制度是不能复制的"。不同的国家和地区在应对同样的问题时采用不同的政策方案，说明制度的设计与当时当地的背景密切相关。为此，本书强调"比较"。进行不同国家之间医师管理制度之间的比较，便于定位制度安排中的"共性"和"差异"。不同国家之间制度的共性，往往能够体现解决特定问题的通用法则，这些法则在中国设计自身的医师管理制度时可以直接借鉴。而不同国家之间制度的差异，则往往能够体现不同国家在其独特的背景下所采取的有针对性的安排。分析这些独特安排背后的原因，可以为中国提供解决自身独特问题的思路和框架。

涉及的国家及其基本情况

　　本书中涉及的主要国家英国、美国、德国、加拿大和中国的基本情况如表 1-1 所示。其中，美国、加拿大和中国是世界上国土面积较大的国家，其国土面积均在 900 万平方公里以上，但是人口数却有明显差异。加拿大人口较少，截至 2010 年，仅约 3 400 万人口，而美国人口约有 3 1000 万，中国人口有 13 亿多。在各国的人均国内生产总值（GDP）方面，至 2009 年，英国、美国、德国和加拿大均在 35 000 ~ 45 000 美元之间，中国则刚刚接近 4 000 美元。与此相应，英国、美国、德国、加拿大人均卫生支出（2010 年）均在 3 500 美元以上，其中美国最高，为 8 362 美元，其次为加拿大和德国，分别为 5 222 美元和 4 668 美元，英国人均卫生支出是 3 503 美元，中国为 221 美元。在政府卫生支出占政府支出比例方面，美国最高，为 22.4%，其次依次是德国（18.7%）、加拿大（18.1%）和英国（16.0%），中国为 12.1%。从人均床位数和人均医生数看，德国每万人口床位数和医生数最高，分别为 82 和 36.01。英国、美国和加拿大的每万人口床位数在 30 ~ 33 之间，中国为 42；每万人口医生数在除德国的四个国家中，由多至少依次为英国、美国、加拿大和中国。

表1-1　英国、美国、德国、加拿大和中国基本情况的比较

	国土面积（km²）	人口数（万）	人均国内生产总值（美元）	人均卫生支出（美元）	政府卫生支出所占比例（%）	人均床位数（床位/万人口）（2009年）	人均医生数（位/万人口）
英国	243 610	6 278.3	38 649	3 495	16.1	33	27.9
美国	9 831 510	31 750.5	51 755	8 895	19.9	30	24.5
德国	357 170	8 280.0	42 598	4 617	19.1	82	38.1
加拿大	9 984 670	3 483.8	52 409	4 676	17.4	32	20.7
中国	9 562 911	138 477.0	6 030	480	12.5	42	14.6

注：①资料来源：国土面积和人均国内生产总值来自世界银行网站http://data.worldbank.org.cn/，其余指标来自世界卫生组织（WHO）网站http://www.who.int/countries/en/。②除特别注明年份外，表中数据皆为2012年数据。

英国是"福利国家"的代表，其医疗系统以国家卫生服务（NHS）为主体，私人保险筹资比例不到 1/5。在 NHS 框架下，所有英国公民都有权享受低廉的卫生服务。国家公共财政负责为卫生系统筹资，然后自上而下地拨款至地方 NHS 信托机构。NHS 信托机构雇佣全科医生为辖区居民提供初级卫生保健，同时向当地医院购买住院服务。整个系统由筹资、管理到服务提供，政府承担主要责任。

如果说英国的 NHS 体现了一种"政府全面干预卫生系统"的思维，美国的医疗系统则表现为"尽量发挥市场作用"的模式。美国政府对医疗系统的干

预基本上局限在特殊人群（"脆弱人群"、土著人、军警和联邦雇员）医疗服务的筹资上，其他方面干预得很少[11]。一般雇员通过私人医疗保险公司获得健康保障。多数医疗机构都是私立机构，多数医生以独立的身份行医。

加拿大在卫生筹资上有英国的"影子"，即公共财政作为主要的筹资来源，政府作为医疗服务的主要购买者[12]。不过，在医疗服务提供者层面，加拿大却与美国相仿，大多数医生以"独立"的身份行医，而非政府或医院的雇员。

德国是世界上最早建立社会医疗保险系统的国家。到目前为止，法定的社会医疗保险制度一直是德国医疗服务的筹资主体。德国每个州都有承担社会保险任务的疾病基金会。法律赋予这些基金会行使"强制性"保险的职能，收取保险费。这些基金会一方面与当地的开业医生组织协商，购买门诊服务，另一方面与当地的医院谈判，购买住院服务。在德国细致和完备的制度下，医疗服务筹资方和医疗服务提供方的行业组织成为维系德国医疗系统正常运转的主要力量，政府在具体管理问题上很少直接干预。

---

[11]　当然，这是 2009 年以前的状况。近年来，美国的卫生改革方案中有扩大政府对卫生干预的趋势。

[12]　加拿大卫生筹资与英国相比有一个重要的差别，那就是加拿大是联邦财政和省财政面共同筹资，而英国则是联邦税收自上而下地下拨卫生费用；下文及第二章和第四章有更为详细的阐述。

第二章　英国的医师管理制度

国家简介

英国（大不列颠及北爱尔兰联合王国）是位于欧洲西部的岛国。由大不列颠岛、爱尔兰岛东北部和一些小岛组成。隔北海、多佛尔海峡、英吉利海峡与欧洲大陆相望。属海洋性温带阔叶林气候，终年温和湿润。

英国国土面积24.36万平方公里（包括内陆水域），人口大约有6 278万，居民多信奉基督教新教。英国是世界第六大经济体系，拥有大量的煤、天然气和石油储备，特别是银行业、金融业、航运业、保险业以及商务服务业占GDP的比重最大，而且处于世界领导地位，首都伦敦更是世界数一数二的金融、航运和服务中心。英国人均国内生产总值超过38 000美元，是全球最富裕、经济最发达和生活水平最高的国家之一。英国人目前期望寿命超过80岁，各项关键的健康指标值排名位于世界前列。英国教育和科学研究亦处于世界领先地位。

英国的行政区划分英格兰、威尔士、苏格兰和北爱尔兰四部分。苏格兰、威尔士议会及其行政机构全面负责地方事务，外交、国防、总体经济和货币政策、就业政策以及社会保障等仍由中央政府控制。

英国的政体为君主立宪制。国王是国家元首、最高司法长官、武装部队总司令和英国圣公会的"最高领袖"，形式上有权任免首相、各部大臣、高级法官、军官、各属地的总督、外交官、主教及英国圣公会的高级神职人员等，并有召集、停止和解散议会，批准法律，宣战媾和等权力，但实权在内阁。苏格兰另有自己独立的法律体系。

英国议会是最高司法和立法机构，由君主、上院（贵族院）和下院（平民院）组成。上院议员包括王室后裔、世袭贵族、终身贵族、上诉法院法官和教会大主教及主教。

英国的卫生系统

概述

英国的卫生系统通常被认为是绩效较好的系统。据世界卫生组织（WHO）公布的资料，近年来，英国约 6 278.3 万人口（其中 65 岁以上人口所占比例超过 16%）的卫生花费占 GDP 的比例为 8.5% ~ 9.5%，人均健康花费 3 495 美元左右。这个健康花费水平，在经济合作与发展组织（OECD）国家中排在中间位置，而英国的健康指标一直有着较好的表现。目前，男性期望寿命为 78 岁，女性为 82 岁。5 岁以下儿童死亡率为 5‰，孕产妇死亡率为 12/10 万。高血压和高血糖人群所占比例也比欧洲地区的平均水平要低。

政府的直接投入一直是英国卫生费用的主要筹资渠道。政府在卫生领域的投入占英国政府总支出的 16.1% 左右。整个卫生花费中，来自政府的投入自 2002 年以来一直保持在 80% 左右的比重，私人花费所占的比例一直控制在 20% 以下（见图 2-1）。

英国政府通过税收投入，建立了"国家卫生服务体系（NHS）"，成为该医疗保障系统的主体。这个系统覆盖了所有的英国公民。原则上，在这个系统

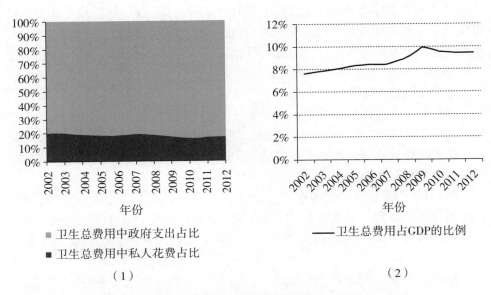

（1）　　　　　　　　　　　　　　　　　　（2）

图 2-1　英国的卫生筹资概况（2002—2012 年）

（数据来源：世界卫生组织网站 http://apps.who.int/gho/data/node.country.country-GBR）

内，所有英国公民如果有需要，都可以获得基本的医疗保健服务，获取服务时只负担很低的费用。支持这个系统运作的费用占英国卫生总费用的85%左右。对于那些NHS不能满足的医疗服务需求，英国公民可以选择购买私人医疗保险来解决。通过私人医疗保险支付的医疗花费约占英国总体医疗费用的10%左右。另外，老年人长期护理、精神卫生服务等针对"弱势人群"的服务被纳入到了相应的"医疗救助"计划。这部分花费占英国卫生总费用的比例约为5%。

英国每万人口的医生数是27.9人，略低于欧洲地区的平均水平（每万人口33.2人）；每万人口护士数是101.3人，明显高于欧洲地区的平均水平（每万人口65人）。70%以上的医生和护士在NHS下工作。

慢性非传染病是对英国公民威胁最大的疾病类型。从2008年英国的死因统计数据上看，造成英国公民死亡的原因中83%为慢性非传染病，高于欧洲地区平均水平（72%）；8%为传染病，低于欧洲地区的平均水平（11%）；9%为意外伤害，也低于欧洲地区的平均水平（16%）。

英国NHS的运作

英国的NHS主要通过税收筹集资金（比例超过3/4）。在国家层面，财政预算以3年为一周期，议会确定每一年的卫生预算以及3年的卫生总预算，财政部每年按照预算向卫生部拨付费用。卫生部确定本年度的医院诊疗总预算和初级卫生保健总预算，并根据由资源分配工作组提供的模型（考虑人口数量、年龄、死亡率等各种指标），将总预算划拨到各"初级保健信托基金（PCT）"。PCTs雇佣家庭医生（GP）为当地居民提供初级卫生保健服务，并购买医院诊疗服务（如图2-2所示）。

英国的医生大致可以分为家庭医生（全科）和医院医生（专科）两类。在NHS中，执行严格的"守门人"制度，每个NHS受益人都有约定的家庭医生，患病时首诊必须到家庭医生那里，只有经过家庭医生的转诊，患者才能获得医院的专科服务。

英国的家庭医生均受雇于某个PCT，具体形式是家庭医生独立地与该PCT签订劳动合同。家庭医生可以独立开业，也可以几个家庭医生组成全科医生组联合办公。每名全科医生负责为1 800名左右的居民提供初级卫生保健服务。

NHS内的医院基本都是公立机构。当PCT向医院购买服务时，医院组成NHS医院联合体，NHS医院联合体以独立法人的身份与PCT进行谈判，以合同的形式确定医疗服务的数量、种类和报酬。

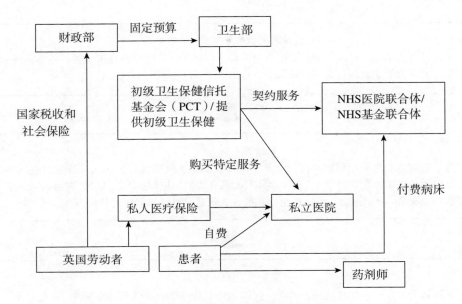

图 2-2　英国 NHS 的基本框架

PCT 给医院支付的费用中涵盖了对患者在医院所付药费的补偿。由全科医生开的处方，每张处方患者需要支付少量的定额处方费给药店的药剂师，其余的费用由 NHS 下的"处方药定价局（Prescription Pricing Authority）"支付给药店。

英国医生的培养和准入

医学生的招收

英国《医疗法案》规定，任何人以专业医师的身份在英国执业，都必须首先获得英国医学委员会总会（General Medical Council，GMC）的注册；《医疗法案》同时规定，所有雇佣医生的单位，在雇佣前都必须审查受雇者的执业资格。而要获得在英国行医的资格并成功在 GMC 注册，必须经过至少三个步骤的医学专业培养：①通过全国统一考试进入医学院培养；②医学院毕业后接受临床基础技能训练；③接受专科培养并通过相应的考核。

医生培养过程 [1]

英国医生的培养过程如图 2-3 所示，分为医学院培养、医院内临床基本技能训练、专科培养、执业后继续教育等阶段。

13

医学学士学位（通常为5年）

本科课程为学生提供医科类的不同专业课程，包括医学基础课和临床实践，并培养医学专业所需的态度和行为，以及独立学习的能力。

基础第一年（F1）

医学院校的新毕业生可以从医学委员会总会（GMC）获得临时注册，进行基础第一年（F1）的训练。基础第一年是建立在本科阶段获得的知识和技能的基础之上的训练。在成功完成第一年训练后，可以获得GMC的正式注册并继续第二年的基础训练。

基础第二年（F2）

基础第二年（F2）训练仍然是医学一般性训练，并包括一系列不同的专科，也包括全科训练。在基础训练结束时，受训者必须显示出能够胜任管理实际患者、团队工作、沟通技巧等方面的工作，并继续接受选定的专科或全科训练。

专科或全科训练（3年至8年）

在完成基础训练之后，医生需要接受专科或全科训练。根据所选专科不同，培训的年限不同。全科医生培训一般为期3年，而在普通外科需要8年的培训。

在这一阶段，医生将深入学习和实践全科或所选专科的知识和技能，以便在完成培训时能够承担高年资医生的角色。研究生教育受到医学研究生教育和培训委员会（PMETB）的监督。

持续专业发展

在完成研究生教育和培训后，医生获得GMC专科注册或全科注册的资格，并且能够申请专科医生的高级职位或全科医生负责人。虽然这些职位被视为是职业的顶点，但是所有医生都期望不断地适应医学执业，因此学习贯穿了整个医生职业生涯。

图 2-3　医生的职业发展阶段

- 医学院培养。就读英国医学院校的学生，入学前必须在两年的大学预科学习（Advanced-Level）结束后，进行全国统一的 A 级考试。医学院的培养一般为期 5 ~ 6 年，在此期间，医学生学习生物学、遗传学等基础课程，并接受内科学、外科学等临床理论培养。医学院毕业后的医学生获得医学学士学位，但尚不能从事任何临床医生的工作。
- 临床基础技能训练。医学生在医学院学习的最后一年，如果想继续向医生的职业发展，一般会申请一所具有医学教育资格的医院进行为期两年的临床技能培训。申请成功后，将进入临床见习和实习阶段。见习医生需要向 GMC 申请注册，获得"见习医生"资格后才能参与临床一线的工作。在临床实习期间，见习医生将体验专科、全科和医学研究等不同的工作。完成临床基础技能培训后，可以申请成为英国皇家医学院的会员。根据《医学法案》的规定，具备医学学士学位以及皇家医学院会员资格是在英国行医的基本条件。
- 专科培养。在基础技能训练的第二年，见习医生如果想将来从医，就需要决定从业方向（全科或某个专科），然后向具有专科或全科带教资格的机构申请进行专业学习。专科培养的时间一般为 2 ~ 4 年。完成了专科培养的医生才能向 GMC 申请完整的行医资格，成为专科或全科的注册执业医师。

按照《医疗法案》的规定，获得执业资格并完成注册的医生才能在英国 NHS 内行医，拥有处方权，其签署的死亡和尸体火化证明才有法律效力。

另外，执业后继续教育目前在英国已经变成强制性的项目，具体事宜由 GMC 负责安排，内容包括专业技能培训、医患沟通培训、社会关系技能培训等诸多内容。GMC 目前正在研发执业后继续教育的评估系统。

英国医生从业的渠道和方式

概述 [2]

英国的医生一般在见习医生的第二年就需要仔细考虑将来的职业发展路径。英国医生的专业大致可以划分为全科医生和专科医生两类，前者在社区工作，后者在医院工作。无论选择全科还是某个专科，在执业过程中都伴随着一系列临床技能培训。随着临床技能和经验的提升，从事临床工作的医生最终会获得"咨询医师（consultant）"资格，这是英国临床工作的最高职位 [1]。

不同的职业工作方式不同。全科医生的工作中除了为社区居民"看病"，还会与精神科和公共卫生等医生合作，提供预防保健服务；同时，全科医生也可以选择特定的"专科"，例如糖尿病、哮喘和皮肤病等。另外，全科医生还可以到医院中申请"临床助理（clinical assistant）"，参与更多的医院工作。

英国的公共卫生医生被列为内科医生的一种。与其他专科医生不同的是，公共卫生医生更为关注人群的健康而非单个患者。公共卫生医生的工作中一个重要的部分是调查发现当地人群的健康问题，并设计方案解决这些问题。因此，公共卫生医生的工作往往与卫生行政部门和其他健康相关组织（如地方卫生委员会）密切联系。

医生除了临床工作以外，还可以从事医学研究工作。有些医生是全职的临床医生，而还有一部分则是在临床工作的同时从事医学研究。

无论是全科医生、专科医生还是医学研究者，在从业时都有其相应的权利和义务。自20世纪90年代初英国NHS引入"内部市场"以来，英国医生与雇佣单位（无论是公立机构还是私人机构）之间的关系都以"合约"的方式来维系。因此，无论是哪一类型的医生与哪一类机构之间的权利和义务，绝大部分都在合同条款中得到了反映。

全科医生（GP）[3-8]

全科医生的工作职责

在英国，每一个居民都有自己的"家庭医生"（由在社区工作的全科医生担任）。感到身体不适的居民先看自己签约的家庭医生，如需专科或医院服务，需家庭医生转诊。从卫生系统的角度看，这样的全科医生承担了所谓"守门人"的职责，在患者就医的路径上把守第一道关口。

全科医生的工作职责主要通过医生与雇佣单位（NHS或私人机构）协商后形成的"工作计划"（作为雇佣合约的重要组成部分）来体现。全科医生的工作有以下几个方面：①临床服务（预约门诊、出诊、处理来自患者或其他医疗专业人士的电话咨询等）和转诊服务；②公共卫生服务（如免疫接种）、健康检查及群体健康的调研等；③其他（如参与临床业务标准的讨论、带教医学生等）。这些工作并非是全科医生必须全部完成的工作。全科医生可以与雇主商定具体的工作内容，并在工作计划中明确反映（如是否提供24小时的值班服务，是否提供夜诊和周末服务等），签订合约后依照执行。

全科医生可以单独与雇佣机构签订合约，也可以几个全科医生组成一个诊所（诊所内的医生是合伙人）与第三方（如NHS或商业保险公司）签订工作合同。一般来讲，对于单个签约的全科医生，合约中会规定医生每日的工作时间（如约定每日工作 8 小时）；而对于诊所合伙人，则会以"工作任务"而非工作时间来约束医生。

全科医生的收入和福利

英国全科医生的收入由基本工资和人头费两部分构成。基本工资是指按照雇佣双方的合同规定，医生有一个基本工作时间（如 NHS 全职全科医生的基本工作时间为 37.5 小时 / 周），医生工作时间达到这个基准，将获得基本工资。人头费则与患者的数量、特征（年龄、慢性病种类、生活在贫困地区）以及其提供服务的类型相关。2004 年以前，英国医生的收入都是以基本工资为基础的，再根据其患者的数量、患者的特征（年龄、慢性病、生活在贫困地区）以及其提供服务的类型而有所增加。同时，资历不同（取决于全科医生注册的年头数），收入也会有轻微的变化。人头费占全科医生收入的 60% 以上。1995 年和 2000 年的人头费都是由医生报酬检查机构推荐制定的。2005 年，英国医学会与卫生部达成了协议，全科医生的人头费每三年进行一次调整。

2004 年以后，出现了部分以诊所为单位的"总额"预付制。例如，一个诊所有 3 名全科医生，为 5 500 个签约患者提供服务。2005 年，这样一个服务量处于中等水平的普通诊所获得的支付金额总数为 305 000 英镑，约合每位患者 54 英镑。

当全科医生能够满足某项素质要求时，他还可以获得额外的收入。共有四个素质提高领域：临床领域（对某些疾病的诊治有专长）、组织领域（信息、交流、教育以及营运管理）、额外服务领域（宫颈癌常规检查、儿童健康监测、产后服务及避孕服务）和治疗患者经验领域（包括如何提供服务以及患者参与服务改进计划的程度）。每达到一项素质指标都会获得点数奖励。2005 年，患者数量处于平均水平的诊所，每一点的点值为 120 英镑。最大点数为 1 050 点。

在 NHS 提供服务的全科医生可以获得 5% 的额外补偿作为退休金，他们自己则从收入中拿出 6%。

专科医生 [9-15]

专科医生的工作职责

专科医生一般在医院里工作。专科医生可以选择公立或私立的医院供职。在雇佣双方签订的工作合同上，会清楚地约定专科医生的权利和义务。

签订合同前，专科医生会与雇佣单位协商"工作计划"。专科医生的"工作计划"与全科医生的"工作计划"作用相同，用以阐述专科医生任职期间的工作任务。专科医生的工作内容一般包括：①临床工作：直接参与疾病预防、诊断或治疗相关的工作；②支持性职业活动：可能包括参与培训、医疗教育、职业发展后续教育、正式教学、审计、工作计划、工作评价、临床管理和当地的诊所治理活动；③特殊职责（一般是咨询医师级别的人员）：例如担任医疗主任、公共卫生主任、临床指导或诊所审计主管、诊所治理主管、本科生和研究生教学主任、临床导师或区域教育顾问；④外部职责：可能包括工会职责、担任任命咨询委员会的外部会员、为皇家学院或 GMC 工作。这些任务的具体细节问题由雇佣双方协商而定。通常情况下，专科医生工作中的 75% 以上是临床工作。

专科医生的收入和福利

专科医生的收入一般由以下五部分组成：基本工资、额外工作时间补贴、值班补贴、临床优秀表现奖金、其他酬金与津贴。基本工资是按照工作时间计费的（在 NHS 供职的专科医生，低年资的医生要求每周工作时间为 37.5 小时，咨询医师每周工作时间为 40 小时），只有达到这个工作时间，才能拿到全额的基本工资。超过规定时间提供服务者，会酌情获得相应的补贴（例如在工作日上午 7 点以前和下午 7 点以后工作、周末提供服务等），这部分收入通常是全额基本工资的 1/10 左右。值班将获得额外的补偿，补偿的金额取决于值班表上的人数以及工作的复杂程度（例如对于在 NHS 供职的顾问医师，如果在接到传召后必须立即返回工作地点或提供复杂的电话咨询，且值班表上的人数为 4 人或少于 4 人，则补偿为基本工资的 8%；如果是 5 ～ 8 人，则补偿为基本工资的 5%；如果是 9 人或以上，则补偿为基本工资的 3%。如果迟些返回工作地点也可解决问题或只需提供简单的电话咨询，则补偿比例分别为 3%、2% 和 1%）。在临床工作中有突出表现的医生可以申请"临床优秀表现"奖金。这个奖金分为"地方级别"和"国家级别"，由专门的委员会裁定。

2004 年以后，英国专科医生的工作有了更多的"弹性"，具体表现在专科医生供职时可以选择在其他单位（公立或私立机构）做兼职医生获得收入。兼职医生和全职医生在工作任务上的差别主要表现在，兼职医生"支持性职业活动"所占的比例较高（例如供职于 NHS 的兼职顾问医师，如果每周工作时间是 24 小时，合同会规定，其中有 8 小时会用于"支持性职业活动"中）。另外，对于工作于 NHS 的顾问医师，虽然目前 NHS 的政策并没有限制全职的 NHS 顾问医师在私立机构兼职，但是 NHS 要求其在 NHS 的工作时间达到 44 小时／周（比通常情况多 4 小时／周）后才能到私立机构兼职。

临床研究人员 [16-17]

英国有部分医生既从事临床工作，同时又在大学、研究机构或医院从事研究工作，这些人在英国称为"临床研究（clinical academics）"人员。事实上，很多有医学教育资格的医院，会聘任大量临床研究人员（多数是咨询医师级别的资深医生）负责指导见习或实习医生。对临床研究人员的权利和职责，英国有专门的管理规定。

临床研究人员与全科医生或专科医生的主要区别在于，其工作职责中有两个部分，即临床工作和研究（有时包括教学）工作。这样的医生通常同时受雇于多个单位（例如 NHS 的医生同时又受雇于某所大学）；也正因为这样，临床研究人员的工作合同中除了包括类似于全科医生和专科医生工作合同的内容外，还专设有划分工作时间和工作任务的条款，以便于区分临床研究者从事临床和研究两类工作时各自的责任和收益。例如，一个咨询医师级别的临床研究者，其合同中会要求总的工作时间（受雇于 NHS 时，每周工作时间是 40 小时，与 NHS 咨询医师一样），同时要求临床研究者做出计划，说明这些时间有多少用于临床工作、多少用于急诊值班、多少用于研究以及多少用于学术活动。临床研究者的工作合同是多个雇主和临床研究者共同协商的结果。

临床研究人员的基本工资同样是多个雇主和临床研究者本人协商的结果。临床研究者自身的"资历（seniority）"是其收入的决定因素。其工资的年增长率及收入上限通常会参考"医生和牙医薪酬评价机构（DDRB）"提出的"专科医生工资标准"。除了工资收入外，临床工作表现出色者通常会获得额外的奖金，提供急诊值班服务、家庭随访服务等也会获得相应的补贴，另外，某些地区还提供"地区差别工资补贴"。在 NHS 框架下，上述这些收入都会计入临床研究人员的退休金计划里，也就是说，NHS 会根据其雇佣的临床研究人员的上述收入总额补贴相应比例，作为临床研究人员的退休金。

事实上，英国的医生，无论是走全科、专科抑或学术研究路线，都可以选择全职、兼职或者在全职基础上利用业余时间来兼职的办法获取报酬。目前英国医生执业合约较过去有了更多的弹性，即使是 NHS 的合同，限制医生在其他单位兼职的条款也不多。NHS 规定供职于 NHS 的全职顾问医师工作时间达到 44 小时 / 周后，才能到私人机构兼职。但事实上，英国医学协会（BMA）调查表明，目前 NHS 的顾问医师平均在 NHS 的工作时间达到 47 ～ 51 小时 / 周，也就是说，大部分 NHS 的顾问医师都有资格兼职于私人机构。可见，医生的"多点执业"也是英国医疗系统中相当普遍的现象。NHS 里的许多医生和医院也都被商业医疗保险选中，签有服务合同，为保险公司的客户提供医疗保健服务[⑬]。

英国医师管理的组织结构

概述

英国与医师管理制度直接相关的组织包括三类：一是英国卫生部及其下属的"国家卫生服务系统（NHS）"，二是英国"医学委员会总会（GMC）"，三是"英国医学协会（BMA）"。

NHS 作为英国医疗服务的主要购买者，雇佣全科医生并制定 NHS 定点医院专科医生计酬方案。由于 NHS 在医疗服务市场中份额独大（有学者认为英国 NHS 属于英国医疗市场中的"single-payer"），强大的市场优势赋予 NHS 强大的谈判能力，通过结构性合约（除了医疗服务价格外，还包括服务数量、质量等其他条款）来影响医生的执业行为。

GMC 是英国法定的主管医生培养、准入和监管的组织。GMC 是英国医学学术权威，医学教育及临床工作的标准都由 GMC 颁布并监督执行。GMC 汇聚了大量学者，但并非是医生的代表，而是通过其专业优势行使其法律赋予的"管理"职能。

BMA 的会员是医生和医学生。BMA 是医生的工会组织，代表医生与 NHS 及 GMC 谈判，表达医生的意愿。同时，为医生培养、准入、执业过程提供相关的咨询和帮助。

总体来讲，NHS、GMC 和 BMA 相互博弈，平衡各个利益相关者的利益，使英国的医师管理制度得以运行（图 2-4）。

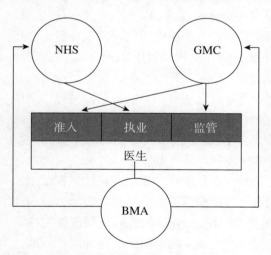

图 2-4　英国医师管理的组织结构

---

⑬　周其仁 . 英国医疗体制问答录 . http://chinaeconomist.org/archives/521.html.

英国的卫生部和国家卫生服务系统 [18-20]

英国国家卫生服务系统（NHS）对英国医生的影响巨大。NHS 是英国卫生服务最大的购买者，英国有大量的医生受雇于 NHS。据英国卫生部统计，2008 年，NHS 在全英国范围内雇佣了 170 多万人，其中包括约 12 万受雇于医院的医生、4 万多全科医生、50 多万护士以及大约 2.5 万救护人员。在英国 NHS 内，每 36 小时处理的患者数量平均为 100 万，也就是每分钟 463 人或每秒 8 人；每周都会有 70 万人去看 NHS 的牙医，另外还有 3 000 人做心脏手术；1 万多家诊所的每个家庭医生每周平均看 140 名患者。

NHS 采用公共筹资方式。2008 年，英国公共财政投入 NHS 的资金超过 1 000 亿英镑。NHS 的预算有 60% 用来支付员工的薪酬，20% 用来购买药品和其他必需品，剩下的 20% 一部分用在房屋、设备和培训成本上，另一部分花在医疗设备、餐饮和清洁上。总预算中约有 80% 是由地方信托机构按照当地卫生问题的重要性进行分配的。

英国卫生部对 NHS 全权负责，由卫生大臣向首相汇报。卫生部控制着英格兰 10 家"战略卫生局（SHAs）"，SHAs 负责监督英格兰 NHS 所有的活动。每个 SHA 会轮流负责监督其所在区域内所有 NHS 信托机构。NHS 信托机构一方面雇佣全科医生为社区居民提供初级保健服务；另一方面，与医院联合体（医院组织）谈判，为辖区居民提供住院服务。

代表公众的医学委员会总会 [21]

英国"医学委员会总会（GMC）"是一个独立的组织，宗旨是"保护、推动和维护英国公众的健康和安全"；同时，GMC 明确地公开表示"GMC 不代表也不保护医务人员的利益"。英国的《医疗法案》赋予了 GMC"医生准入"的权力，也就是说，GMC 是英国法定的给医生发放和吊销行医执照的独立组织。另外，GMC 还在制定医疗教育和医疗服务标准上有强大的话语权。事实上，医学在校教育和就业后再教育的标准基本上都需要 GMC 认可后方为有效；对于医生提供的医疗服务，GMC 设立了"行医适当性"评估程序，对医生的行为进行监管。

由于 GMC 是英国法定的医生监管组织，因此，患者、医疗机构及同行如果对某（注册）医生不满，通常会向 GMC 投诉。GMC 按照"行医适当性"的框架对这些投诉进行评估。对于一般性的问题，GMC 首先知会医生的雇佣方，要求雇佣者对被投诉的医生进行调查，并给予书面反馈。如果事件性质严重，或者 GMC 对雇佣方调查结果不满意，就会启动 GMC 调查程序。GMC 对医生调查的内容包括：医生的能力是否胜任目前的工作，医生是否在行医过程中发生过错，医生是否有健康问题（比如精神病）而影响工作等。

GMC 对医生的调查程序包括取证、听取医生申辩、评估、判定等过程。评估由医学背景和非医学背景的评估人员共同完成。如果两类人员不能达成一致的评估结论，GMC 会组织专门的评估小组作最后的判断。视判断结果不同，GMC 采取不同的行动。如果医生存在过失，情节较轻者将予以警告；情节严重者，其资料将提交到"行医适当性裁定小组"，由该小组作出对事件性质的判定及对医生的处理。裁定小组将安排听证会，根据 GMC 的调查资料、医生的申辩及证人的证词等作出综合判断。

如果裁定小组认定医生行医适当性存在问题，将视情节严重程度作出裁决。医生的行医活动可能受限（例如需要在一定的监管下才能行医），或者在一定时期内不能行医；严重者可能吊销医师执照，甚至终身不能在英国行医。在裁定小组的判决颁布后的 28 日内，当事人（医生）可以向高级法院上诉。

代表医生的英国医学协会 [22-27]

英国医学协会（BMA）是独立的工会组织，代表英国各类医生和医学生。在英国行医的医生中，超过 2/3 是该组织的会员，目前 BMA 会员超过 140 000。BMA 定位为"专门关注医生行业和医生个人的需要和利益"的专业组织，代表医生与政府官员、卫生行政及相关部门等单位进行协商和谈判，发出医生的声音，为医生争取权益。

BMA 代表医生进行的工作主要有以下三个方面。

在国家层面的影响

卫生部部长根据"医生和牙医薪酬评价机构（DDRB）"提供的意见来决定 NHS 医生的薪水基准，而 BMA 每年都会向 DDRB 提供数据论证 NHS 医生的工作量，为医生争取更高的薪金水平。

除了薪酬以外，对于 NHS 医生的其他工作条件，BMA 都可以与英国卫生部协商。事实上，在英国 NHS 的框架下，NHS 医生工作条件的确定需要 BMA 与卫生部的谈判达成一致意见后方可实行。

在地方层面的影响

1991 年以后，大部分 NHS 在地方上的雇佣机构在医生薪金和其他工作条件上有一定的自主权。BMA 在英国各地成立了"地方谈判委员会（LNCs）"来应对这种情况。这些 LNCs 由当地的医生或牙医代表组成，负责代表本地的医生与地方上的医生雇佣机构谈判。BMA 内部的"劳资关系办公室"甚至设立专门的培训计划来培训 LNCs 成员的谈判能力。目前，几乎每一个 NHS 地方组织都有一个对应的 LNC 负责反映医生的意愿。

日常工作的支持

BMA 会在医生雇佣机构派驻代表，协助受雇医生维护权益，尤其是保护医生获得合法收入和得到继续教育的机会。BMA 有精通劳资关系、医疗服务工作安排、就业法律等方面的专家。这些专家一般都熟悉他们所在地区的工作环境、法律和工作协议，并且与当地的医生雇佣机构（如 NHS 地方组织）关系良好。医生在日常工作中遇到问题，可以通过 BMA 帮助热线或者 BMA "地方服务专员" 获得上述专家的支持。除此之外，BMA 为医生提供培训、理财、伦理等信息，并为牵涉医疗问题的医生提供法律援助。

小结

英国是"福利国家"的代表，其医疗系统以国家卫生服务系统（NHS）为主体，私人保险筹资比例不到 1/5。在 NHS 框架下，国家公共财政负责为卫生系统筹资，然后自上而下地拨款至地方 NHS 信托机构。NHS 信托机构雇佣全科医生为辖区居民提供初级卫生保健，同时向当地医院购买住院服务。整个系统由筹资、管理到服务提供，政府承担主要责任。

在英国，要获取行医执照至少需要经历以下三个步骤，即：在医学院学习基础医学和临床理论，医学院毕业后到带教机构接受临床基础技能训练，然后选择某个专科继续深造。上述三个步骤需要 10 年左右的时间方可完成。

英国的医生主体由全科医生和专科医生构成。前者在社区提供初级保健服务，负责首诊和转诊，担任医疗服务系统"守门人"的角色；后者则通常供职于医院，提供专科或住院服务。还有相当一部分医生从事临床工作的同时，从事科研和教学工作。

全科医生以独立的身份与 NHS 或其他保险公司签订合同。每个全科医生都有一定的登记人群，这个人群一般由 NHS 或其他保险覆盖。全科医生与支付方的合同一般会以人头费的形式约定全科医生为这群人提供初级保健服务而获得的报酬。人头费一般是全科医生的主要收入来源。而专科医生收入则以固定工资为收入主体，医生的受教育水平、资历和职称决定了他们的收入水平。

英国卫生部及其主管的"国家卫生服务系统（NHS）"、英国"医学委员会总会（GMC）"和"英国医学协会（BMA）"构成了英国医师管理的主体，对英国医生的职业生涯有着重要的影响。NHS 是英国医疗服务最大的购买方，也是英国雇佣医生最多的组织；GMC 是英国法定的颁发英国医生行医执照和医生注册的组织，在医生行医行为的监管上扮演着重要的角色；而 BMA 则是英国医生的工会组织，代表医生与卫生部、GMC 等相关组织进行对话，在医生供职过程中的各个环节都具有影响力。

第三章　美国的医师管理制度

国家简介

美国（美利坚合众国）位于北美洲中部，领土还包括北美洲西北部的阿拉斯加和太平洋中部的夏威夷群岛。北与加拿大接壤，南靠墨西哥湾，西临太平洋，东濒大西洋。大部分地区属于大陆性气候，南部属亚热带气候。

美国国土面积为 983.15 万平方公里，人口大约有 31 750.5 万，51.3% 的居民信奉基督教新教，其他居民信奉天主教、犹太教等。美国具有高度发达的现代市场经济，其国内生产总值和对外贸易额居世界首位。与此同时，美国金融业发达，在世界经济中产生重要影响，信息、生物等高科技产业发展迅速。美国人均国内生产总值超过 51 000 美元，是全球最富裕、经济最发达和生活水平最高的国家之一。美国人目前期望寿命为 79 岁，各项关键的健康指标排名位于世界前列。美国教育、学术研究和科学研究处于世界领先地位。

美国共有 50 个州和首都所在地华盛顿哥伦比亚特区，有 3 042 个县。联邦领地包括波多黎各自由联邦和北马里亚纳，海外领地包括关岛、美属萨摩亚群岛、美属维尔京群岛等。

美国是联邦制的国家，各州拥有较大的自主权，包括立法权。美国实行三权分立的政治体制，立法、行政、司法三部门鼎立，并相互制约。宪法规定，行政权属于总统，国家元首和政府首脑职权集中于总统一人，总统兼任武装部队总司令，总统不对国会负责。总统的行政命令与法律有同等效力。总统通过间接选举产生，任期 4 年。政府内阁由各部部长和总统指定的其他成员组成。内阁没有集体决策的权力。

国会为最高立法机构，由参议院和众议院联合组成。两院议员由各州选民直接选举产生。美国有多个党派，但在国内政治及社会生活中起重大作用的是共和党和民主党。

美国的卫生系统

概述 [28]

美国的卫生系统大概是世界上最"豪华"的，其卫生经费的支出无论是绝对值还是占 GDP 的比例，一直位居世界前列。根据世界卫生组织公布的资料，近年来，美国人口大约为 31 750.5 万（其中 65 岁以上人口所占比例超过 13.0%），其卫生花费占 GDP 的比例为 16.2%，人均健康花费 7 400 美元左右。相对于其他工业化国家，美国健康指标的表现并不突出。目前，男性期望寿命为 76 岁，女性为 81 岁。5 岁以下儿童死亡率为 8‰，孕产妇死亡率为 21/10 万。男性高血压人群所占的比例较美洲地区平均水平略高，女性中高血压和高血糖人群所占的比例比美洲地区的平均水平要低。

美国的医疗保障体系以由私有机构管理和运行的私人医疗保险为主体。其联邦政府和州政府联合对保险业进行管理，并由州政府制定具体的医疗保险政策及医疗服务和医疗保险必须覆盖的特殊项目。美国政府通过公共医疗保险项目覆盖老年人、穷人等特殊人群。在 2010 年，公共医疗保险覆盖了约 27% 的人群，但仍有 16% 的人群未被任何医疗保险覆盖。

美国的卫生保健费用一直高企。2012 年，美国人均卫生支出达到 8 895 美元，是英国的 2.5 倍。自 2002 年以来，美国卫生总费用占 GDP 的比例一直在 15% 以上且持续上涨，2012 年达到 17.9%（见图 3-1）。私人花费占比高一直是美国卫生系统的特点。2002 年以来，私人花费占卫生总费用的比例始终大于 50%。这些私人花费，65% 左右是用于购买私人医疗保险的费用，大约 25% 是个人直接支付的医疗费用（out-of-pocket payment）。

美国每万人口的医生数是 24.5 人，略高于美洲地区的平均水平（每万人口 20.0 人）；每万人口护士数是 98.2 人，明显高于美洲地区的平均水平（每万人口 72.5 人）。

与许多发达国家一样，慢性非传染病是对美国公民威胁最大的疾病类型。从 2008 年统计数据上看，由美国公民早死导致寿命年损失的原因中 72% 是慢性非传染病，高于欧洲地区平均水平（59%）；9% 是因为传染病，低于欧洲地区的平均水平（20%）；19% 是因为意外伤害，也低于欧洲地区的平均水平（21%）。

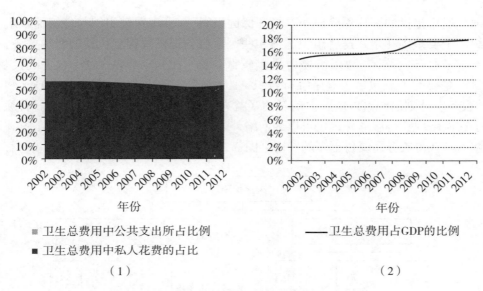

（1）　　　　　　　　　　　　　（2）

图 3-1　美国的卫生筹资概况（2002—2012 年）

（数据来源：世界卫生组织网站 http://apps.who.int/gho/data/node.country.country-USA）

美国医疗保障体系[29-30]

与英国自上而下由政府统一管理的 NHS 相比，美国现行卫生系统则显得相当松散。提供医疗服务的多数是私立机构，提供医疗保险的也主要是私人保险公司。公共医疗保险只覆盖联邦雇员、军警和土著人等特殊群体以及老年人、残疾人、失业者等弱势群体。正因为美国目前没有全国统一的医疗保险，私人保险和公共保险各司其职，因而，有学者称美国的医疗保险制度为"混合型"。这些保险组织分别为各自的受益人向医疗服务提供者购买医疗保健服务。在诸多的医疗保险中，Medicare 是公共医疗保险的代表，而"管理保健组织"则是私人保险的代表。

Medicare 保障的对象是老年人和残疾人，受益人群约占美国人口的 17%。Medicare 主要由"卫生与人类服务部"下属的"医疗照顾和医疗救助服务中心（CMS）"和"社会保障署（SSA）"两部门管理。Medicare 的筹资来源于社会保障税、受益人的保险费以及美国国库收入。卫生与人类服务部与蓝十字保险组织及其他商业医疗保险公司达成协议，各州代理机构充当住院医疗保险管理的财务中介人。财务中介人从医院、护理机构或家庭健康部门接收单据和决定支付金额，从联邦政府获得基金和负责对医疗服务提供者的记录进行审计[31]。

近 60% 的美国人通过雇主向私人医疗保险公司购买医疗保险。其中，大部分雇主提供的医疗保险属于"管理保健组织"。管理保健组织与传统保险组织的主要差别在于，这些组织选择一些医疗服务提供者建立长期的合约关系，形成"服务网络"，利用市场力量以较低价格"批量"购买服务。这种组织目前主要的类型包括"健康维持组织（HMO）"、"优先服务组织（PPO）"和"服务点计划组织（POS）"。前者的受益人只能在网络内获得服务；而后者除了在网络内获得服务外，也可以到网络外的服务提供者处获得服务，只不过在网络外获得服务需要付更多的费用（图 3-2）。

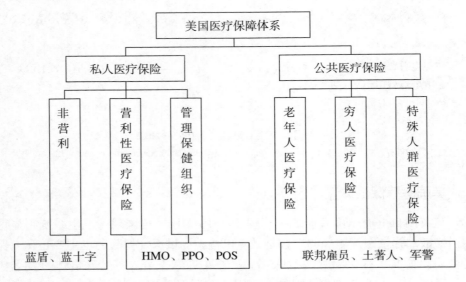

图 3-2 美国医疗保障体系概貌

(资料来源：乌日图. 医疗保障制度国际比较. 北京：化工工业出版社，2003.)

美国医生的培养和准入 [32]

在美国行医，需要获得所在州的"医学委员会（State Medical Board）"颁发的临床执业执照（license to practice medicine）。在不同的州，获得执照的要求有差异，但是基本要求是同时满足以下三个条件：①完成医学院教育，获得医学博士学位，并完成国家承认的"住院医生培训"。②通过"美国医学执照考试（USMLE）"。该考试是由"美国联邦医学委员会"和"美国国家医学考试委员会"主持的，是对医生行医能力的初级考试。③无不良的行医记录。

美国医生的培养过程大致可以分为"一般大学本科学习""医学院培养""住院医生培养"和"执业后继续教育"等几个部分。

- 一般本科学习。在美国，就读医学院之前首先要完成 3～4 年的大学本科教育。美国绝大多数医学院只招收本科毕业生，但对本科学位是哪种专业一般没有限制，往往有意识地鼓励各种专业背景的人报考。大多数的医学院要求申请入学的学生参加全美统一的"医学院入学考试（MCAT）"。
- 医学院培养。美国"医学教育联合会（LCMA）"负责认证医学院的资格。要想成为医生，需要在符合资格的医学院接受医学教育。医学院教育一般为期 4 年，包括医学基础理论和临床理论学习。完成医学院培养的学生，获得医学博士（MD）学位。
- 住院医生培养。新毕业的 MD 要想成为有行医资格的医生，必须进行 3～7 年的住院医生培训。在此期间，资深并且有带教资格的医生将负责对这些新毕业的 MD 教授临床实践技能。专业不同，住院医生的培养时间也不同（例如家庭医生、内科医生和儿科医生一般为 3 年，普通外科则是 5 年）。
- 执业后再教育。很大一部分的美国医生在拿到行医执照后都会寻求其他组织的认证，以证明他们的知识和技能可以为患者提供更高质量的专科服务。提供这种认证的机构包括美国 24 个医学专科委员会和 88 个专科医学分支委员会。要获得这样的认证，医生需要执业后继续深造。另一方面，医学的高速发展也是促使医生不断学习的因素。有些州直接要求医生每一年都要完成一定的继续教育学分。

美国医生执业模式和待遇

美国医生执业概况

全国的医生约有 1/3 都是全科医生，也称为"初级保健"医生。在美国，这些全科医生所在的专业可能是家庭医学，也可能是内科或儿科，总而言之，他们为各个年龄段的人提供多方面的医疗保健服务。当患者需要接受进一步治疗时，他们将其转诊至专科医生。专科医生则针对人体的某一特定系统或部位进行治疗。

据"美国医学会（AMA）"的调查[14]，目前美国从业医生数量最多的四个专业是内科（155 705 人）、家庭医学（82 866 人）、儿科（73 208 人）和妇产

---

[14] 资料来源：AMA. *Physician Characteristics and Distribution in the US*. 2008 edition.

科（42 333 人），而年收入较高的三个专科则是整形外科（300 000 ～ 791 510 美元）、放射科（386 755 ～ 600 000 美元）和（介入）心脏科（389 000 ～ 561 875 美元）。一般住院医生的年收入为 174 100 ～ 217 052 美元。

美国大部分医生（60% 以上，主要是家庭科、内科、妇产科以及精神科）属于"自我雇佣（self-employed）"，或者自我开业，或者与其他医生合伙经营。总而言之，他们在所在的工作单位有全部或部分的剩余索取权。大概有 1/3 的医生属于医疗相关机构的雇员（employee）；另外还有小部分（4% 左右）属于"独立签约人（independent contractor）"，他们不属于医院的正式员工，医院按合同支付他们报酬，但不提供正式员工的福利待遇。

美国雇佣医生的部门很多，除了医院和诊所外，政府部门（如卫生部、疾病控制中心和国家医学研究所）、军队、研究所、学校、制药公司、医疗设备生产商以及医疗保险公司等单位也有医生任职。

美国医生"自我雇佣"的形式也多种多样：有些医生是个人独立开业，有些则是多个医生合伙经营；有些诊所是单一的专科诊所，也有些诊所是多个不同专科的医生联合起来开展多个专业的医疗服务。很多资深专科医生[15] 都有自己的诊所，同时还在医院任职，他们还和许多初级保健医生有联系。AMA 认为这样的方式有利于给患者提供全面和全程的医疗服务。

尽管不同的医疗机构对医生的薪酬制度不同，但总体而言，自我雇佣的医生更倾向于看更多的患者和提供更多的服务[16]。2000 年 AMA 调查显示，自我雇佣的医生平均每周看 105 名患者，而受雇医生则为 90 人；从工作时间上看，自我雇佣的医生平均每周工作 57 小时，而全职的受雇医生则为 53 小时[17]。

美国医生与医院及支付方的关系[33-36]

彼此相对独立的关系

在很多欧洲国家，医院的管理层和医生之间的组织关系是"科层制"，受雇于医院的医生领取固定工资。而在美国，大部分的医院和医生的经济关系相对独立。医院是提供服务的场所，医生则是允许进入这所医院并且为患者提供

---

[15] AMA 的调查显示，自我雇佣的医生的平均年龄明显高于单纯受雇于医疗机构的医生。AMA 推测资历较深——从医时间较长的医生能力更强，经验更丰富，有更多的客户资源，也更倾向于建立自己的诊所。

[16] Kane（2001）的研究表明，美国自我雇佣的医生收入中的 40.6% 与提供的服务量直接挂钩，而这个比例在受雇医生中只有 15.0%。

[17] 资料来源：AMA. *2001 Patient Care Physician Survey.*

服务的独立个体。而且，一般情况下，为患者提供服务的医生不光在医院内给患者提供服务，患者住院期间外出检查、转院和出院后的随访等工作，通常也都由该医生负责。

患者在医院接受住院治疗后，医疗费用账单中医院和医生也是分开计费的。患者或第三方分别支付医院和医生报酬。尽管近几十年美国医疗系统有过重要的制度变迁，但医院和医生之间依然保持着这种相对独立的经济关系。例如，美国老年"医疗保险（Medicare）"在 20 世纪 80 年代初期对医院的支付方式从"以成本为基础的补偿（actual-cost-based）"到"基于'诊断相关组'的预先付费制度（DRGs-PPS）"的重要变革，但到目前为止，Medicare 对绝大多数住院患者的医疗花费按医院和医生分开支付。目前，Medicare 对医院的支付是以一次住院为支付单元，按次支付给医院，不同诊断相关组（DRG）类型的病例有不同支付标准；而对医生的支付则是按项目支付。Medicare 对医生的支付是使用 AMA 的"当前操作术语表（CPT）"定义医疗服务项目；每一个支付的服务项目都有对应的"相对值"（或称点数）[18]，点数的多少反映项目之间的比价关系。

Medicare 是美国住院服务的最大购买者，美国医院总收入中大约有四成来自 Medicare。有不少其他的保险组织采用或模仿 Medicare 住院服务的支付模式。尽管近年来，Medicare 在部分医院对部分 DRG（如心脏搭桥和白内障置换）试点改革支付模式，从分别支付医院和医生费用变为打包二者的费用直接支付给医院，让医院和医生自由协商收入分配，但目前这种方式在美国仍然不是主流。

个性化的合约

合约是医生和其他利益相关者维系关系的基本手段。美国医疗服务合约的形式更为多样，医生受雇方式不同、所在的机构不同、服务对象不同，合约的核心条款往往有很大的差异。即使是医生类型相同，支付方的类型也相同，谈判的自由度依然很大，合约相当"个性化"。

例如，"管理保健（managed care）"覆盖了美国大量的公司雇员[37]，但同样是管理保健组织，也有相当多的形式——"健康维持组织（HMO）""优先服务组织（PPO）""服务点计划（POS）"等。不同的服务组织形态下，医生的角色有很大的差异。例如，HMO 会雇佣一个初级保健医生作为"守门人"，

---

[18]　目前美国 Medicare 使用的点数表是基于 1992 年由哈佛大学萧庆伦教授提出的"以资源为基础的相对值表（RBRVS）"。

负责为 HMO 患者提供首诊和转诊服务（在 HMO 网络范围内）；PPO 则没有专设的"守门人"。

更值得注意的是，即使是同样的组织形态，组织与医生之间的合约关系也有很大的差异。以 HMO 为例，它与初级保健医生的服务合约的核心条款至少可以在五个方面变化[38-40]：

- 初级保健服务的基本支付方式。可以是固定工资制、按人头付费或按项目付费。
- 签约医生的服务范围。有些 HMO 的合约规定签约医生只能给 HMO 的患者提供服务，而另一些合约则允许签约医生为其他保险覆盖的患者服务。
- 补贴性收入及其特征。初级保健医生负责患者的转诊。有些 HMO 为了限制专科医疗服务及住院医疗服务的利用，往往会在合同中对初级保健医生的转诊服务进行限制。例如，有些合约中规定，给初级保健医生一个转诊的总量，如果超过了，要扣初级保健医生的薪水；如果节约了，可能给医生额外的补贴。
- 多重转包。有些 HMO 不直接与医生签约，而是与某个机构（医生组织、大型诊所或医院）签订服务合约，这个机构的医生为 HMO 提供服务，但不直接从 HMO 拿薪水。
- 医生之间的风险分担。有些 HMO 中，多个 HMO 医生组成一个"风险分担组"。他们与 HMO 签订的合约中约定，HMO 给这几个医生一个转诊的预算，如果超过预算要扣薪水，这几个医生共同承担。

美国"自由意识"的传统在医疗服务领域的一个反映是合约的多样化。无论医生的签约对象是政府、医院、保险机构抑或其他组织，签约主体都有相当大的谈判空间。英国引入"内部市场"以后，"合约"也成为维系服务提供者和支付方关系的基本纽带。然而，相比之下，英国医生服务合约更为"模式化"，而美国医生服务合约则更加"个性化"。

美国医师管理的组织结构

概述

美国医师管理制度中最主要的组织是美国医学会和州医学委员会。美国医学会（AMA）的宗旨强调维护医生和患者之间的"神圣"关系。不过，从其成员构成和工作内容看，AMA 似乎代表着美国医生行业的话语权。当然，

AMA 也是医学学术组织，AMA 颁布诸多医学相关的标准和规范，并要求美国的医生遵循。

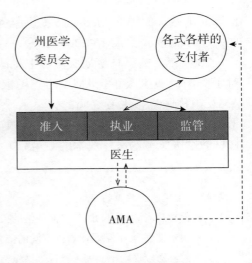

图 3-3　美国医师管理制度的组织结构

美国各州的医学委员会是给医生颁发行医执照的组织，直接影响医生的准入。同时，受理公众对医疗服务提供者的投诉，有权处置医生的行医资格，承担"一线监管"的职能。

美国没有像英国 NHS 那样的"single-payer"，而是存在多个市场占有额相当的医疗服务购买者（所谓"multi-payer"），这些购买者以合约方式与医生建立劳动关系，影响医生的执业。但是，由于并没有像 NHS 那样绝对的市场优势，便很难建立像 NHS 那样的谈判优势（图 3-3）。

美国医学会（AMA）[41-43]

美国医学会（AMA）是美国最有影响力的全国性组织之一。AMA 虽然没有像英国医学协会（BMA）那样明确表示是代表医生的组织（AMA 将"使命"定位在"推进医学发展和促进公众健康"上），但是，从 AMA 的会员性质看——其成员由各个医学专业的执业医生、住院医生和医学生组成——它是一个医生组织。

从 AMA 开展的行动来看，它在争取医生权益上做了很多的努力。例如，20 世纪 80 年代初，美国 CMS 筹备 Medicare 的支付制度改革（从按实际成本支付变为基于 DRGs 的按次支付）时与 AMA 反复谈判，希望将医生的报酬捆绑入 DRGs-PPS 中，但 AMA 以"医生的责任是根据患者的病情采取治疗措施，而不是控制医疗成本[19]"为由强烈反对，并以反对成功告终——美国国会立法通过 DRGs-PPS 作为 Medicare 的法定支付制度，但医生的报酬则按服务项目单独计算。近年来，美国削减医疗费用的呼声越来越高，而 AMA 在维持美国医生收入方面不遗余力。例如，AMA 声称，尽管 2009 年金融危机对美国经济造成严重打击，但经过 AMA 的努力，成功阻止了 Mecdicare 对医生费用

---

[19]　此信息来自对美国 AMA 会员的访谈。

预算的削减，使得为 Medicare 提供服务的医生有了 1.1% 的收入增长。所有这些，一方面显示了 AMA 的立场，另一方面也显示了 AMA 强大的话语权。

2009 年，奥巴马筹划美国的卫生改革，希望在节约医疗开支上有所突破。对于美国的卫生改革，AMA 的立场依然鲜明而强硬（图 3-4）。与以往一样，AMA 声称医生与患者之间的关系是"圣洁"的，不应该受政府和保险组织的干预。换言之，AMA 反对将医生的收入与医疗服务使用多少关联、利用经济杠杆激励医生节约医疗成本的政策。

AMA对卫生系统改革的愿景：

- 保护患者和他们的医生之间纯洁的关系，不要掺杂保险公司或者政府的干扰。
- 提供多种医疗保险计划供不同的参保人选择，让所有人都有可负担的医疗保险。医疗保险不能因为参保人参保前的状况而拒绝他们参保。
- 提倡高质量的服务，注重预防和健康领域的创新。
- 废除Medicare的医生付费系统，因为这个系统妨碍了老年人获得保健服务。
- 减轻医疗债务的压力和保险公司的官僚作风。

图 3-4　AMA 对奥巴马政府卫生改革的态度

（资料来源：俄亥俄州医疗协会网站 http：//www.osma.org/tools-resources/health-system-reform/organized-medicines-view-on-health-system-reform）

除了上述工作，AMA 还为医生提供受教育和执业过程中的一系列信息。例如，执业医生可以通过 AMA 获得如何应对投诉、如何与雇主签约、如何经营诊所等相关信息。住院医生可以通过 AMA 获得培训的机会。医学生可以通过 AMA 申请贷款和奖学金。

州医学委员会

尽管美国不同州之间的法律体系差距很大，但在医生执业及其管理问题上，基本点是一致的，那就是：所有在美国执业的医生在执业前要在所在州获得行医执照；每个州都有独立的医学委员会，负责医生执照的颁发和维护，同时，承担处理投诉和监管医生的责任[44]。具体而言，州医学委员会主要通过两种手段履行对医生的管理职能：一是医生准入和准出（受理对医生的投诉，必要时吊销医生执照），二是将与公众相关的医生执业过程相关信息向公众公开。

以加利福尼亚州医学委员会为例，委员会受理对医生投诉的过程大致如下[45-46]：

- 社会公众、医疗机构、医院和社会团体都可以向医学委员会提出对某个医生（记名或匿名）的投诉，医学委员会有专门的部门"中央申诉处（CCU）"负责处理。
- CCU 对投诉进行判断，确定投诉的性质（包括是否需要立即开展调查、是否需要投诉者提供更多的信息、是否在委员会裁决权范围内、事件的严重程度、是否可能通过调解来解决等），根据投诉的性质进行初步处理（在委员会裁决范围内的，视事件的性质和程度，可能采取立案调查和调解处理；如果调查核实医生有过失，可能采取罚款、警告、留案底等措施）。
- 如果 CCU 判断事件的性质需要通过司法程序来解决，则会将案件移交"地区办公室"。如果涉及刑事问题，医学委员会可能协助原告提出刑事诉讼。
- 如果司法部长认为该案件符合司法标准，则助理司法部长会起草一份正式的诉状，并安排听证会。如果在预备听证会中，双发都接受认罪辩诉协议，则不再需要开听证会。委员会可能会指示司法部长在呈递诉状前呈递一份请愿书，强迫执照持有人接受执业胜任能力考试或者精神病检查。医生如果对判决结果存有异议，可以提出上诉。

从管理医生的角度，州医学委员会除了作为医师准入制度的执行者外，社会公众还可以从州医学委员会获得医生的执业信息，包括某个医生是否有执业资格、其执业资格是否过期及是否及时更新；甚至可以了解某个医生的执业记录，包括在执业过程中是否有过医疗事故，是否曾经因为渎职或过失被法律惩处，是否因为渎职或过失而被医学委员会起诉或处罚，是否曾被其他机构或政府部门起诉，是否曾经因为医疗过失而被医疗机构拒绝其提供服务等。所有这些信息的公开，方便了公众选择医生；对医生而言，毫无疑问这是强有力的约束，这意味着医生一旦在医疗服务上出现问题，将会被记录在案，这些不良记录将会影响医生整个执业生涯。

小结

美国的医疗系统表现为"尽量发挥市场作用"的模式。美国政府对医疗系统的干预基本上局限在特殊人群（"脆弱人群"、土著人、军警和联邦雇员）医疗服务的筹资上，其他方面干预得很少。一般雇员通过私人医疗保险公司获得健康保障。多数医疗机构都是私立机构，多数医生以独立的身份行医。

在美国，一般是已经获得学士学位的人通过全国统一的考试才能进入医学院校。有志从医者在完成医学院校培训后，作为住院医生进入毕业后临床训练，然后参加全国统一的执业资格考试。通过执业资格考试者，可以在所在州的医学委员会申请执业资格。

医疗保障多元化是美国的显著特征。然而，不论参与何种保险，基本的服务模式是相似的，即初级保健医生负责提供首诊和初级保健服务，经过初级保健医生转诊，患者可以获得专科或住院服务。

在美国，无论是初级保健医生还是专科医生，大多数以独立的身份行医。初级保健医生独立和合伙开设社区诊所提供服务，这一点与英国相似。所不同的是，大多数的美国医生与医院之间没有形成严格意义上的雇佣关系，医生的薪金并非从医院领取，他们以独立的身份与支付方签订合同，获得报酬。保险公司或患者支付住院费用时，医院和医生费用是分别结算的。

美国"自由"的文化在卫生服务中也有显著体现。患者、医生、第三方都有很多的自由空间选择卫生服务模式。在不同保险计划下，医生的劳动合同自然是不同的；而即使在同一类型的保险计划下，医生与医疗费用支付方签订的合约仍然相当"个性化"。

美国医学会（AMA）和各州的医学委员会对美国医生的职业生涯有着重要的影响。从 AMA 的组织成员身份及其工作内容看，可以认为它是代表医生的组织，为医生争取权益。而各州的医学委员会则负责颁发及维护当地医生的执业资格，在美国法律框架下承担受理对医生的投诉、监管医生行为的任务。

第四章　加拿大的医师管理制度

国家简介

加拿大位于北美洲北部（除阿拉斯加半岛和格陵兰岛外，整个北半部均为加拿大领土），东临大西洋，西濒太平洋，南接美国本土，北靠北冰洋。西北与美国的阿拉斯加州接壤，东北隔巴芬湾与格陵兰岛相望。加拿大大部分地区属大陆性温带针叶林气候，北极群岛终年严寒。

加拿大国土面积为 998 万多平方公里，居世界第二位。人口约 3 483.8 万，主要为英、法等欧洲后裔。加拿大是世界最富裕的国家之一，为世界第八大经济体。加拿大经济以服务业为主，全国民众有 3/4 都从事服务业，在先进国家中位居前列。同时，加拿大的农业和石油产业是加拿大经济的两项重要产业。加拿大能源产业发达，是发达国家里极少数能源出口国之一。加拿大人均国内生产总值超过 52 000 美元，是世界上拥有最高生活品质的国家之一。目前，加拿大人均期望寿命超过 80 岁，各项关键的健康指标值排名位于世界前列。加拿大教育、学术研究和科学研究亦处于世界前列。

加拿大的行政区划分为 10 个省和 3 个地区，每个省和地区都有一个单院议会。省是根据宪法条约设立的，由各省设立的政府管辖，并在医疗保险、教育及社会福利等方面拥有相当大的自治权；而地区是根据联邦法律设立的，地区由联邦政府直接管辖，地区多数事务由联邦政府直接管理。

加拿大实行联邦议会制，国家元首为英国女王，由总督代表女王执掌国家的行政权。总督由总理提名，女王任命，任期 5 年。英语、法语均为官方语言。宪法宗旨为和平、秩序和良政。

加拿大国会是加拿大的立法机构，由君主、参议院和众议院组成。参议院的议员并不是由民选产生的，而是由总理推荐后被总督委任，而众议院议员则由选举产生。加拿大政府为内阁制，是执行机构。由众议院中占多数席位的政党组阁，其领袖任总理，领导内阁。

加拿大的卫生系统

概述

加拿大民众的生活和健康质量指数优于其他发达国家。根据世界卫生组织（WHO）的资料，近年来，加拿大约有 3 483.8 万人口（其中 65 岁以上人口所占比例约为 13.9%），其卫生花费占 GDP 的比例为 11.4%，人均健康花费 4 676 美元左右。加拿大的健康指标在发达国家中位于前列。目前，男性期望寿命为 79 岁，女性为 83 岁。5 岁以下儿童死亡率为 8‰，孕产妇死亡率为 12/10 万。高血压和高血糖人群所占的比例也比欧洲地区的平均水平要低。

加拿大良好的健康绩效与其卫生系统的有效运作密不可分。加拿大的卫生体系主要通过税收进行筹资，其卫生系统筹资主体是联邦和省两级财政；而服务的主体则是私人医疗服务机构。公共筹资购买私人服务正是加拿大卫生系统的特色所在。加拿大 10 个省和 3 个地区在筹资、管理、服务提供模式和公共卫生服务范围上存在较大差异。约 70% 的卫生总费用来自省、地区和联邦税收。私人付费分为自费和私人保险，前者占卫生总费用的 15%，后者占 12%。其余 3% 的费用来自多种渠道，包括社会保险基金等。各省依靠自筹资金解决大部分卫生费用问题，由联邦卫生转移支付补充（图 4-1）。

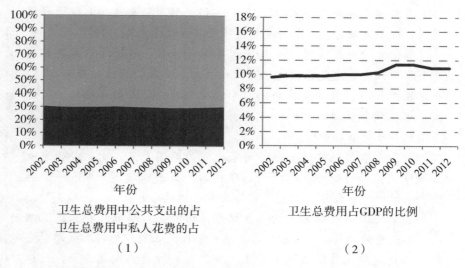

卫生总费用中公共支出的占

卫生总费用中私人花费的占

（1）

卫生总费用占GDP的比例

（2）

图 4-1　加拿大的卫生筹资概况（2002—2012 年）

（数据来源：世界卫生组织网站 http://apps.who.int/gho/data/?theme=country&vid=5900）

加拿大每万人口的医生数是 20.7 人，与美洲区域的平均水平基本持平（每万人口 20.0 人）；每万人口护士数是 104.3 人，明显高于美洲区域的平均水平（每万人口 72.5 人）。

慢性非传染病同样是对加拿大公民威胁最大的疾病类型。从 2008 年加拿大的死因统计数据上看，加拿大公民早死导致寿命年损失的原因中 79% 是慢性非传染病，高于美洲地区平均水平（59%）；6% 是因为传染病，低于美洲地区平均水平（20%）；14% 是因为意外伤害，也低于美洲地区平均水平（21%）。

加拿大卫生系统的运作 [47-51]

加拿大每个省和地区都有法律规定统一的医院和医疗服务的单一付费制。除直接或间接通过区域卫生机构的总额预算向医院付费外，各省也负责根据与省级医学会谈判的预算制付费机制为医生提供薪酬。某些专业精神卫生和公共卫生机构与服务由省卫生机构直接运作。各省负责管理本省的处方药计划，这些处方药计划为本省居民提供覆盖程度不同的药品。各省政府直接或间接通过省内的地区卫生机构（RHA）和所辖市提供一系列的公共卫生服务。

加拿大初级卫生保健的传统模式一直是各家庭医生在按服务项目收费制度下，向他的患者提供全科医疗服务。在加拿大，几乎所有的二级、三级、急性病和多数专科非住院治疗以及选定的外科手术都要在医院内进行。医院主要提供急症和急诊服务。

加拿大通过近来的区域化改革，财政资源绝大部分从卫生部转移到了多数省份和一个地区的 RHA。每个 RHA 负责组织各种卫生保健服务，并依据地理范围确定的人群进行总额预算分配。RHA 与实际卫生服务提供者之间的关系是上下级关系和合同关系的综合。多数急症服务机构，包括从护士到技术支持的带薪员工都由 RHA 直接管理。某些 RHA 也的确与一些个体提供者通过签订合同购买其专科住院服务。由于由省政府控制医师预算和管理处方药品保险计划，RHA 的管理范围受到限制：绝大多数专科医生和全科医生，在按服务项目收费制度以及 RHA 与省卫生部门通过谈判确定的工作计划制度下工作（图 4-2）。

加拿大的医生培养和准入 [52-55]

加拿大的医学教育模式与美国有很多相似的地方。加拿大医学院通常也要求申请入学者先完成大学本科学习并获得学士学位。申请者通常要参加全国统一的"医学院校入学考试（MCAT）"，并通过医学院组织的面试。医学在加拿大也是热门专业，被录取者占申请者的比例一般不到 30%。

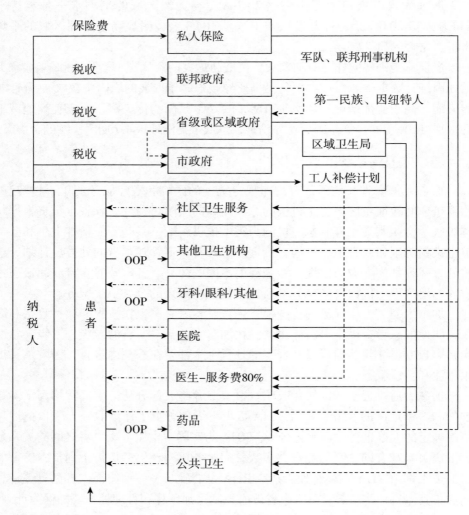

OOP：自费支付

————▶ 初级筹资者

--------▶ 二级筹资者

-·-·-·-▶ 服务流向

图 4-2　加拿大的卫生系统

（资料来源：Gregory P. Marchildon. Health System in Transition：Canada（2005）. Denmark：European Observatory on Health Systems and Policies，WHO Regional Office for Europe，2005. ）

进入医学院后，经过 3 ~ 4 年的学习获得医学博士（MD）学位。医学院学习包含医学基础课程和临床见习。见习期间，除完成规定的见习科目以外，还有 4 ~ 12 周的时间，学生可以根据自己的兴趣、爱好、未来希望从事的专业自行选择部分科室实习。医学院学生在毕业时还要通过一次标准化考试。不通过标准化考试，不能从事医生工作。

医学院毕业生并不能直接从事医生职业，还需要到医疗机构接受毕业后教育。这一阶段的时间长度视专业而定。家庭医学或全科医学一般为期两年，完成两年毕业后教育的医生由"加拿大家庭医生学院（CFPC）"颁发全科医生行医执照。其他专科医生的毕业后培训为期 4 ~ 6 年不等，完成培训后由各省的"加拿大皇家医师学院（RCPSC）"颁发行医执照。除此之外，全科医生和专科医生还必须再通过一次由加拿大医学会举办的考试并获取证书后才可以行医。

从业医生在职业生涯中必须接受执业后继续教育。CFPC 和 RCPSC 分别负责家庭医生和专科医生的继续教育工作。继续教育是学分制的，医生必须修满相应的学分（例如 40 学分 / 年）才能保证其在皇家医师学院的会员资格。

加拿大医生从业的渠道和方式

职业选择和从业方式 [56-60]

家庭医生和专科医生是加拿大医学生在选择职业方向时的两个基本选择。加拿大医生中全科医生的比例过半。加拿大人一般都有自己的家庭医生，就医的第一步是看家庭医生，需要看专科医生时通常由全科医生转诊。

加拿大全科医生的工作突出医疗服务的"连续性"。这一方面体现在全科医生的服务对象相对稳定，通过长期的服务，全科医生对服务对象的健康状况有着全面的了解；另一方面，患者在接受专科服务和住院服务的过程中，全科医生仍然提供必要的咨询和医疗意见，因而，加拿大全科医生的工作场所除了自己的社区诊所，还有长期护理机构、其他专科医生的诊所或者医院。另外，全科医生也提供预防保健相关服务，此时，其服务对象可能扩展到患者的家庭甚至社区。专科医生中，外科、影像科、检验科医生通常在医院工作，那些在行医过程中不需要大型医疗设备的专科医生通常会开设自己的诊所。总的来讲，专职在医院工作的医生不到 25%，更多的医生是独立或合伙开业。

除了工作类型和执业场所的选择外，加拿大医生在职业生涯的规划中还有一个重要的考虑，就是在城市执业还是在农村执业。事实上，加拿大 99.8% 的地区（约 1 000 万平方公里）都属于农村地区，在农村地区生活的人口约 900

万（占总人口的 31.4%）。加拿大是"城乡差距"显著的国家，这一点在医生的工作环境和工作条件上也有突出的表现。在农村地区工作的医生数量相对较低[20]。加拿大有一系列的措施鼓励医生到边远地区工作，包括带薪的培训、奖金和高补偿率等。例如在魁北克，在郊区工作的医生同类服务的补偿额比城市高 15%；在郊区工作满 4 年后，此比例达到 25%；在郊区工作满 7 年后，此比例达到 30%。

利益关系和收入来源 [61-66]

独立行医的身份和按服务量计酬的模式

"通过税收筹资购买私人医生的服务"是加拿大医疗服务体系的独特之处。加拿大各省财政对本省医疗服务筹资负有主要责任，加上中央财政的转移支付，两级财政累计承担了 70% 以上的医疗费用[21]；这种依靠税收筹资提供惠及加拿大全体国民的保障制度称为"Medicare"。而加拿大的医生——无论是家庭医生还是专科医生，独立开业的医生还是供职于医院的医生——大部分以独立的身份行医，按服务量的多少直接从地区卫生管理机构领取报酬。对于家庭医生，服务量的计费单元是"接诊人次数"，而对于专科医生，则按服务项目来计费。服务量的费率由省区政府与医师协会定期谈判确定。对某一省的所有医生来说，所提供的同一种医疗服务的价格是相同的；省与省之间，医疗价格的差别则比较明显。

更具体地讲，加拿大医疗体系中，支付方、医院与医生的关系与美国有类似的地方，那就是支付方分别支付医院与医生的费用。所不同的是，美国的支付方多种多样（multiple-payer），而在加拿大，政府是最主要的支付方（single-payer）。加拿大的医院大多数是社区委员会、志愿者组织和市政机构。州政府以给医院预算拨款的方式维持医院运行。预算中包括医院给患者提供诊断、治疗、手术、护理、住宿等花费的费用，但一般不包括医生的薪资。医生的报酬按照医生提供服务的种类和数量，以及所在州的"医疗服务价格目录（fee scale）"单独计算和支付。

2007 年加拿大卫生费用为 1 600 亿美元，其中支付给医生的费用为 215 亿美元，占总卫生费用的 13.4%。

---

[20]　加拿大 22.2% 的人口在人口规模低于 10 000 人的小镇生活。为这部分人口提供服务的医生占加拿大医生总数的 10.1%。

[21]　加拿大的 Medicare 覆盖了绝大部分的医疗服务。Medicare 不包含的主要是门诊药品、牙科服务、视力矫正和家庭护理。

对服务量的约束

医生提供的服务量是政府与医师协会协商的另一个重要内容。省政府作为筹资方有强烈的意愿控制医疗费用。经过与医生组织的谈判形成对医生提供服务量的约束。这种约束在不同的省份有所差别,主要包括以下几种:

- 费用封顶:由地区卫生管理机构(RHA)向医生支付的服务费有收入总额的限制。如安大略省规定对于外科等复杂的治疗,以每日 400 加元封顶;对于非紧急情况的治疗,以每日 200 加元封顶;对于透析治疗,以每次 210 加元封顶。另外,全科医生和专科医生的费用均以每年 45.5 万加元封顶,超出部分医生只能得到 66.7% 的补偿。在魁北克省按季度进行费用支付,对超过封顶线的全科医生,仅支付其 75% 的费用补偿。
- 同行比较:在加拿大,假如有些医生能以更低的费用提供同等水平的医疗服务,公共医疗管理部门就有理由对其他的医生服务进行评估,判断他们提供的服务是否属于不必要的服务,或过度使用医疗资源,或属于无效服务,进而要求作出调整,甚至有可能要求把医疗服务转移到收费较低的医生那里。
- 控制服务量:对部分手术引入预先审批制,以及从支付目录中剔除一些非必需项目,如安大略省将一定年龄段的视力检测项目从报销范围中剔除。

医生薪酬的其他模式

按服务量计酬配套相应的费用控制方案,这是加拿大医生薪酬的主要模式。然而,近几年,以其他模式获得薪金的医生数量有所上升。加拿大有很多医生有"兼职"(同时在多个单位提供服务)[22],这些医生的收入既来自按服务量计酬的工作,也来自按其他方式计酬的工作。这些方式包括:

- 固定工资。加拿大纽芬兰省农村地区的家庭医生是领取固定工资的,与其他地区家庭医生按诊次计费的模式大不相同。
- 按工时或工作日计酬。加拿大一些急诊服务机构和精神病诊所对其雇佣的医生采用按工时或工作日计酬的方式;另外,一些在乡村地区提供保健服务的医生也通过此种方式获得收入。
- 按人头计费。一些省参考美国"健康维持组织(HMO)"的模式,与一

---

[22] 加拿大人一般在其"主要工作单位"的工作时间是 36.7 小时 / 周;而 2001 年的调查显示,26% 的加拿大医务人员在"主要工作单位"的工作时间低于 30 小时 / 周。

些医师组（以及全科医生）签订合约，约定其服务的人群，然后按照服务人口数给医师组计酬。

- 区域包干。有些地区的区域医疗中心是私人开设的。省政府与该中心签订合约，约定该中心为所在地区提供医疗服务，省政府以年度预算的方式给中心拨款，拨款中包括医生的薪酬。
- 混合制计酬。有些地方对医生的计酬方式是上述方式的组合，例如基本工资加上按劳计酬的奖金。

加拿大医生独立行医的身份给他们的职业带来了自由的空间。很多加拿大医生都有自己的诊所，同时又受雇于其他单位。与美国医生不同的是，由于加拿大政府是医疗服务的最大购买者，私人医疗保险在加拿大扮演着"补充"保险的角色（例如在以美容为目的的整形外科、Medicare 不覆盖的服务中，私人保险进入）㉓。绝大多数的加拿大医生都供职（全职或兼职）于加拿大的Medicare（可能同时与私人保险签订兼职合约），遵照 Medicare 的医疗价格获取报酬。对于 Medicare 覆盖的项目，法律禁止医生向患者收取额外的费用；只有那些 Medicare 不覆盖的少数医疗服务，医生可以与支付方协商价格。

加拿大医师管理的组织框架

概述

加拿大政府、皇家医师学院和医师协会是三类直接影响医生的组织。每一类组织在"中央"和"地方"层面各行使不同的职能。加拿大的公共财政（中央和地方）是医疗服务的主要购买者，与英国的 NHS 相似，政府利用强大的谈判能力，影响医生执业。皇家医师学院是医学学术组织，负责制定医学相关标准，从而影响医生的培养和执业过程。皇家医师学院的地方分院负责当地医生的准入和一线监管。医师协会则是医生组织，代表医生的利益（图 4-3）。

加拿大各级政府部门 [67-69]

尽管加拿大的医生通常以独立身份行医，不过与美国的医生相比，政府对

㉓　加拿大近年来，一方面公共财政负担重，另一方面就医等候时间长，在加拿大国内有很多"增加私人医疗保健"的声音，有些地区已经开始在医疗服务中增加"私人"的成分。在医疗系统中增加私人成分的支持者呼吁，加拿大医疗系统中的私人成分"应该从目前的 1% 增加至5% ～ 10%"。

加拿大医生职业生涯的影响要大很多。这种影响主要体现在两个方面：一是政府通过购买服务影响医生的收入，二是政府通过区域卫生规划影响医生执业。

　　加拿大政府是医疗服务的主要购买者。在加拿大，Medicare 覆盖了绝大部分的医疗服务项目；同时，加拿大法律规定，不允许医生在提供这些服务时向患者收取额外的费用（extra billing），服务所得的补偿来自政府。由此可见，政府在医疗服务中的投入直接影响医生的收入。

　　尽管从财政投入来看，联邦财政

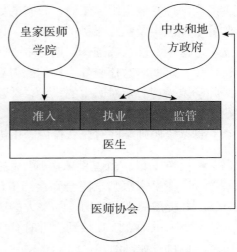

图 4-3　加拿大医师管理制度的组织框架

与省财政在卫生领域投入的比例大致是 1：1（不同省份有差别），但省政府对医生的"影响力"是有差别的。对医生收入影响最大的是，省政府与本省医师协会谈判确定本地 Medicare 医生服务的价格（以及相关的其他条款，例如服务量）。

　　省政府对医生的影响还体现在其负责当地医疗服务的具体管理事务上。加拿大每个省都有一个"卫生服务部"，下属每个地区有一个卫生局，负责当地的卫生服务。地区卫生局从省政府获得本地区的预算。地区卫生局负责制定本地的卫生政策和配置本地的卫生资源。因此，地区卫生局可以通过确定本地卫生机构的类型、选址和规模，进而影响医生的执业环境。同时，地区卫生局可以安排专门性的卫生计划，或者对本地的卫生人力供需进行规划，这些也可能给医生的工作带来影响。而地区卫生局与当地医生最直接的关系是，本地区医生的报酬由地区卫生局支付。此外，省政府还设有"卫生专业评价委员会（HPRB）"，其功能是接受并处理公众对医生的投诉。一般情况下，本省的"皇家医师学院"负责处理公众对医生的投诉（见下文），但如果投诉人对皇家医师学院的处理不满意，可以向 HPRB 提出申诉。

　　总而言之，加拿大省级卫生行政部门及其下属的地区卫生部门是加拿大医疗体系的"最终责任主体"，对加拿大医生的职业生涯有着重要的影响。

皇家医师学院 [70]

　　加拿大的"皇家医师学院（RCPSC）"本身是一个管理加拿大专科医生教

育的全国性专业组织。然而，各省的皇家医师学院则被赋予了发放行医执照和监管本地医生及医疗服务的职能㉔。具体来讲，各省的皇家医师学院一方面建立本省医生的准入标准，定期对本省医生提供的医疗服务及开具的处方进行同行评议，定期对医疗服务机构的能力和资质进行检查；另一方面，各省的皇家医师学院受理公众对医生的投诉，并建立相应的处理程序，可以对医生作出执业限制甚至吊销执照的处理。

省皇家医师学院对公众投诉医生进行处理的一般过程是：

- 信息采集。当省皇家医师学院接到公众对医生的投诉时，在确认投诉后，皇家医师学院会知会当事的医生、其所在的单位和其他相关人员，并提取患者的病历。加拿大的法律规定，作为处理医疗纠纷的主体，省皇家医师学院在接到投诉时有权提取患者的病历，对治疗过程的恰当性进行专业判断。

- 评议投诉。信息收集完后，省皇家医师学院会派一个学院内的医生专门负责整理这些信息，写成规范的报告提交给"质询委员会"。质询委员会由学院委员会成员中的医生和公众代表㉕共同组成，对投诉事宜进行全面的分析和讨论。必要时可能约见当事人。还可以应投诉人的要求，聘请其他人员作为独立评议员参与评议过程。整个评议过程一般不超过120天。

- 回应投诉。如果事件评议结果认定事件性质不涉及对医生的惩处，省皇家医师学院会委派一名学院内的医生将调查结果反馈给投诉人和医生，并提出解除纠纷的建议。如果事件被认定为医生有过失，省皇家医师学院会对当事医生提出警告，并要求其参加有针对性的培训以提升执业水平。如果该医生多次发生类似的过失，或者医疗过错情节较为严重，事件可能会转交"纪律委员会"处理。如果是这样，肇事的医生可能面临暂停执业甚至吊销执照的处罚。无论是否投诉以及是否移交"纪律委员会"，所有的投诉都将作为"行医记录"被记录入当事医生的档案中。

㉔ 由于皇家医师学院是医生专业组织，因而有学者认为加拿大的医生管理属于"自我监管"。然而，从加拿大各省的皇家医师学院管理层的构成看，都有相当比例的"公众代表"。例如，英属哥伦比亚省的皇家医师学院是由10名医生加上5名公众代表组成委员会进行管理的。

㉕ 同注解㉔。

医师协会

加拿大的医师协会是代表医生群体的组织，在国家层面有"加拿大医师协会"，在省层面每个省还有各自的医师协会。医师协会与皇家医师学院是两个完全独立的机构。医师协会的管理层一般都是医生代表。有些省的医师协会管理层每年选举一次。

加拿大医师协会与各省医师协会似乎并没有"上下级"的关联。这表现在，尽管省医师协会是加拿大医师协会的成员，但省医师协会往往会强调它们是"独立自主（autonomous）"的组织，并强调它们代表的是"本省"医生的利益。另外，尽管国家和各省的医师协会都将组织目标定位于"表达医生的意愿"上面，但是其主张并不完全一致。例如，加拿大医师协会倾向于支持加拿大政府作为医疗服务的唯一购买者，但有些省份的医师协会则主张更多地引入私人医疗保险机构。

从与医生的关系来看，各省的医师协会可能与医生关系更为密切。这突出表现为省医师协会代表本省的医生与省政府谈判协商本省医生的薪酬和福利待遇问题。如前所述，加拿大 Medicare 框架下的医生实行按服务量计酬。省医师协会负责制定本省医疗服务的价格表（包括服务项目的界定和费用），与省政府协商服务价格、服务量、医生收入保障／控制等问题。除了关注医生的"群体利益"外，省医师协会还会为医生提供教育奖学金和执业指导，并协助医生争取权益。

小结

通过公共财政进行筹资，然后购买"私人"医生的服务，这是加拿大医疗系统的特色所在。

加拿大的医学教育模式基本与美国相似。完成本科教育并获得学士学位者方可申请进入医学院。进入医学院后，经过 3 ～ 4 年医学基础和临床见习培训后获得医学博士（MD）学位。在此基础上，完成 2 ～ 6 年住院医生培训后成为全科或专科医生，由皇家医师学院在省的分学院颁发行医执照。

全科医生和专科医生是加拿大医生的基本分类。愿意到远郊地区执业的医生往往可以获得额外的补贴。与美国的情况类似，无论是全科医生还是专科医生，大多数都有自己的诊所（独自或合伙）。即便是在医院提供服务的医生，也往往以独立的身份行医，不属于医院的雇员。医生的收入几乎全部来自给患者看病而获得的报酬，计费模式一般是按服务量计费。

　　加拿大医生的计酬模式不像美国那么多种多样，很重要的原因是加拿大政府是医疗服务的主要购买者。医生服务的价格是通过各省区政府与医师协会定期谈判确定的。对某一省的所有医生来说，所提供的同一种医疗服务的价格是相同的；不同省之间有差别。各省政府直接或间接通过省内的地区卫生局（RHA）向医生支付服务费用。省政府与医师协会的谈判内容不局限在医疗服务价格上，本省医疗服务量、医生收入的保障与控制、在郊区执业的医生的收入保障等问题也是重要的协商内容。

　　加拿大政府、皇家医师学院和医师协会是加拿大医师管理制度的主体。简而言之，政府负责医疗服务的筹资，筹资规模和投资偏好直接影响医生的收入；医师协会代表医生与政府谈判，最后实现筹资方与服务提供方的妥协。皇家医师学院则负责医生执业资格的准入，并代表公众对医疗服务进行监管，在法律的框架下有对医生进行纪律处罚的权力。

第五章　德国的医师管理制度

国家简介

　　德国（德意志联邦共和国）位于欧洲中部，东邻波兰、捷克，南接奥地利、瑞士，西接荷兰、比利时、卢森堡、法国，北接丹麦，濒临北海和波罗的海，地势北低南高。西北部海洋性气候较明显，往东、南部逐渐向大陆性气候过渡。

　　德国国土面积为 35.7 万平方公里。人口约为 8 280 万，是欧盟人口最多的国家，也是欧盟最大的经济体，是世界第一大出口国和第一大进口国，全球第三大工业国，同时其工业科学含量很高。德国的主要产业有电子业、航天工业、汽车制造、精密机械、装备制造、军工生产等。德国的工业品在世界享有盛誉，而且德国也是西欧最大的汽车生产国。德国人均国内生产总值超过 42 000 美元，是全球最富裕、经济最发达和生活水平最高的国家之一。德国人目前期望寿命为 80 岁，各项健康指标位居世界前列。同时，德国在教育、科学发展、医学研究、技术创新的多个领域中处于世界领先的地位。

　　德国分为联邦、州、地区三级，共有 16 个州，14 808 个地区。德国是联邦制国家，外交、国防、货币、海关、航空、邮电属联邦管辖。

　　德国国家政体为议会共和制。联邦总统为国家元首。议会由联邦议院和联邦参议院组成。联邦议院行使立法权，监督法律的执行，选举联邦总理，参与选举联邦总统和监督联邦政府的工作等。联邦议院选举通常每四年举行一次，在选举中获胜的政党或政党联盟将拥有组阁权。德国实行两票制选举制度。德国总统不由民众直接投票选出，而是由议会投票产生。这一职位对国家政策基本没有实际权力，但他的表态能在一定程度上影响政局或政府决策。

　　联邦宪法法院是德国宪法机构之一，是其最高司法机构。

德国的卫生系统 [71-72]

概述

德国是被公认为的第一个引入国家社会保障制度的国家，其卫生保健系统绩效同样得到公认。据世界卫生组织（WHO）公布的资料，目前，德国有超过 8 200 万人口（其中 65 岁以上人口所占比例超过 20.5%），其卫生花费占 GDP 的比例为 11.3%，人均健康花费 4 617 美元左右。这个健康花费水平，在 OECD 国家中排在较前位置。德国健康指标一直有着较好的表现。目前，男性期望寿命为 78 岁，女性为 83 岁。5 岁以下儿童死亡率为 4‰，孕产妇死亡率为 7/10 万。高血压和高血糖人群所占的比例也比欧洲地区的平均水平要低。

德国医疗保障体系的主体是具有强制性的法定健康保险。年收入高于规定水平的居民可以选择不参加法定健康保险而选择加入其他保险。法定健康保险大约覆盖了 85% 的人群，另外 10% 的人群加入了私人医疗保险。另外一些特殊人群如士兵、警察等被特殊的计划所覆盖。法定健康保险覆盖了预防服务、住院和门诊服务，涵盖了医师服务、精神卫生、口腔保健、处方药、康复、疾病误工补助等一系列服务。自 1995 年开始，长期护理服务由一项独立的保险计划覆盖。

2006 年以来，德国政府对卫生的直接投入占整个卫生花费的 9% 左右。社会保障基金支出所占的比重则一直维持在 65% ~ 70%。私人花费所占的比例为 25% ~ 30%；这当中的 55% 以上是个人负担的医疗花费（out-of-pocket），用于购买保险的花费占 40% 左右（图 5-1）。

德国每万人口的医生数为 38.1 人，高于欧洲地区的平均水平（每万人口 33.2 人）；每万人口护士数为 111 人，明显高于欧洲地区的平均水平（每万人口 65 人）。

慢性非传染病是对德国公民威胁最大的疾病类型。从 2008 年的统计数据上看，德国公民早死导致寿命年损失的原因中 87% 是慢性非传染病，高于欧洲地区平均水平（72%）；5% 是因为传染病，低于欧洲地区的平均水平（11%）；8% 是因为意外伤害，也低于欧洲地区的平均水平（16%）。

德国卫生系统的运作 [73-75]

德国通过强制性健康保险费收集资金。筹资及基金管理工作基本上是由政府批准的疾病基金会（类似于非营利的保险公司）负责的。德国各个州都有多个疾病基金会，每个疾病基金会覆盖一部分人群。2006 年，德国共有疾病

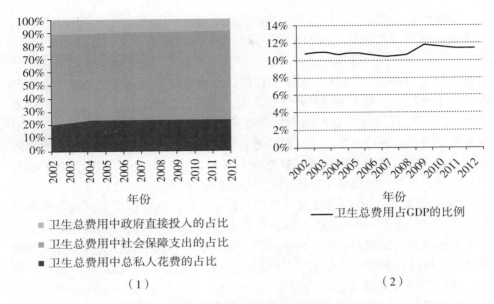

卫生总费用中政府直接投入的占比
卫生总费用中社会保障支出的占比
卫生总费用中总私人花费的占比

（1）

卫生总费用占GDP的比例

（2）

图 5-1 德国的卫生筹资概况（2002—2012 年）

（数据来源：世界卫生组织网站 http://apps.who.int/gho/data/node. country. country-Germany）

基金会 253 家，不同保险机构的保费稍有差异，所提供的保障水平基本没有差异。保险费由雇员和雇主缴纳给所在的基金会。基金会负责为被保险者购买门诊及住院服务。

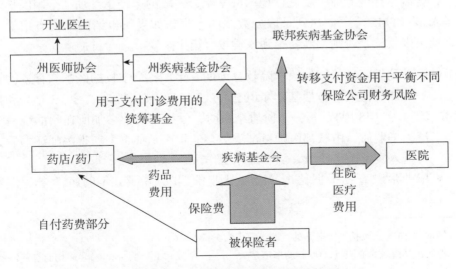

图 5-2 德国社会健康保险系统的基本框架

在德国，门诊服务和住院服务有严格的区分。一般来讲，开业医生只提供门诊诊疗服务，不在医院提供住院诊疗服务；住院医生只提供住院诊疗服务，不在医院以外提供门诊诊疗服务。获得住院服务需要经过开业医生的转诊。只有极少数（约5%）开业医生在医院提供住院诊疗服务，这主要是因为在某些医院中手术较少，允许少量外科开业医生利用医院手术室做手术。德国医院在1993年《卫生保健组织法》出台后允许为门诊患者提供日间手术服务。一般开业医生将患者转往医院给予住院服务并进行手术，在患者出院时接患者出院并完成术后的门诊服务。另外，只有极个别大学医院以研究和教学为目的设有门诊服务，但他们的服务主要集中在门诊的特殊服务上，如化疗等。

"州"是德国基本的行政区域单位。在州层面，开业医生和疾病基金会都有自己的"协会"。州开业医师协会与州疾病基金协会协商本州内开业医生的服务补偿细节。德国的医院，无论是公立还是私立，都可以作为独立法人与疾病基金会协商住院服务补偿的细节问题。

获得住院服务需要经过开业医生的转诊。无论是开业医生还是医院及康复、护理机构，收入只来自诊疗服务，与药品无关。所有药品费用，除了患者自费部分，都是由保险机构与药店直接结算。

德国医生的培养和准入 [76-78]

德国的医生培养分为医学院培养、毕业后培养和从业后继续教育三部分。医学在德国是热门专业，要就读德国医学院，一般的途径是参加"全国医学院入学考试（TMS）"㉖。达到录取分数线的考生，如果所申请的学校有招生空缺，便可以就读；否则，需要等到该学校有招生空缺㉗。

- 医学院教育：德国的医学院教育为期6年，各个学校的医学教育遵循统一的课程模式，包括基础知识学习（2年）、临床理论学习（3年）和临床见习（48周）。每一个阶段结束时，学生都需要参加所在州的统一考试。毕业后，由联邦医师考试委员会颁发医师证书。获得医师证书后方可进入实习医生阶段，从事临床工作。
- 毕业后教育：根据德国《医师从业条例》，除了6年的医学专业学习

㉖ 德国的TMS大致相当于美国的"医学院入学考试（MCAT）"。
㉗ 德国医学院数量有限（2006年的报道是35所公立学校和1所私立学校），平均而言，4～5个申请者竞争1个入学资格。

（其中包括 48 周临床见习训练）外，毕业后必须参加 18 个月的实习医生工作，然后参加全科或专科培训。实习医生需要在上级医生的指导下，从事至少 9 个月非手术科室或至少 6 个月手术科室的临床工作。此后，实习医生可以选择专科。依据各专科的不同，培训时间 4 ~ 6 年或 6 ~ 8 年不等。目前，德国一共约有 41 个经认可的专科和亚专科。专科培训包括初级培训和高级培训两部分。高级培训时间至少 2 年，培训结束后，圆满完成培训及考试通过者被授予专科医师资格证书，并取得专科医师的称号。州的医师联合会负责制定当地专科培训计划，并同时负责考核和专科医师资格授予。

- 继续医学教育：德国医生的继续教育作为保障医疗质量的一项重要举措，是通过法律强制执行的。尤其是 2004 年以后，医生继续教育的规定更为细致。目前，德国法律规定每一个医生都要制订一个为期 5 年的继续教育计划，在这 5 年内至少需要获得 250 个继续教育学分。如果达不到要求，第一年会被警告并扣减收入（10% ~ 25%）；如果过期两年仍然不能拿够学分，将会被取消行医资格。州医师联合会负责制订继续教育方案，并推进执行。

德国医生的从业方式

德国医生的职业发展 [79-80]

德国医生完成毕业后教育、拿到专科医师执照后便可独立行医。传统上，德国门诊服务和住院服务是分开管理的。因此，开始执业的医生首先面临的选择就是"提供门诊服务还是提供住院服务"。提供门诊服务的医生一般开设私人社区诊所提供服务，提供住院服务的医生则受雇于德国的医院。

门诊服务可以分为初级保健服务和专科门诊两类。一般来讲，学习全科医学、内科、儿科、妇科和产科的医生往往会选择从事初级保健工作（这一点与美国相似）。德国没有像英国那样严格的全科医生"守门人"制度，德国人的"首诊"可以自由选择初级保健医生或专科医生就诊。德国人往往有自己的全科医生，也有自己的专科医生。

德国强制性医疗保险覆盖了德国人口的近90%，成为德国医疗服务的最大"购买者"。而要想为法定医疗保险覆盖的人群提供门诊服务，需要成为所谓的"签约医生"。要想成为"签约医生"，需要向当地的"签约医生执照委员会"提出申请并得到批准。这个委员会一般由当地的医生联合会和法定医疗保险机构各派出相同数额的代表组成。

一些曾在德国医院从业的人士反映，德国医院内部也有相应的晋升制度。尤其是教学医院，到了科室主任或院长级别，基本上都是教授[28]。只是科室主任或医院院长级别，往往是全国范围内招聘[29]。候选人由医院内部的"学术委员会"选定，提交州"科技部"（大致相当于中国的省教育厅）执行任命程序。德国医院的科主任大都全面掌握着本科室的财权和人事权。

除了提供门诊服务和住院服务外，德国的医生还有部分选择在行政管理机构工作。此外，还有小部分在学校、医药公司、保险公司等地方任职。

从 2008 年的统计数据来看，德国医生总数为 314 900 人（每 10 万人口310 名医生）。其中 43.7% 的医生独立开业，提供门诊服务（其中 87.4% 为法定医疗保险的"签约医生"），47.8% 受雇于医院；3.1% 在管理部门工作；另外 5.4% 在其他地方任职。

门诊医生[81-84]

在德国的法律框架下，患者可以自由选择开业医生看门诊，而更普遍的情况是，开业医生的门诊服务也是"划片"管理的，患者在适合的区域内全天24 小时都可得到服务，而如果患者要找区域外的医生看病，则可以预约。开业医生无固定工资，其收入来自门诊诊疗服务费用和患者自付费用。开业医生不能自行对门诊服务项目进行定价，服务项目和这些项目的相对价值（点数）均由"联邦共同委员会"确定的医疗服务项目收费目录决定[30]。

德国社会医疗保险体系（SHI）框架下，门诊实行以点数法为基础的按项目付费。在德国国家层面，联邦医师协会和全国主要七家联邦疾病基金协会协商确定本国年度门诊总费用和每个门诊服务项目的点数；在州级层面，由各州的医师协会和疾病基金协会商定本州的年度门诊总费用，并由州内各种疾病基金会支付州医师协会门诊费用[8,31-32]。州医疗保险联合会和开业医师联合会协商门诊费用年度总额。每一项门诊服务有对应的点数，整个州所有开业医生全

---

[28]　有受访者称，在德国，所有"教授"都是国家公务员。

[29]　有受访者称，德国很多医院的高阶职位都不在本院职中工提拔（可能是为了避免"近亲发展"），于是，当医院可能出现高阶职位空缺时，有些高年资的优秀医生会辞职，到其他医院工作，然后应聘原来医院的科主任或院长。

[30]　联邦共同委员会的构成包括 9 个医疗服务提供方代表（其中 4 个来自开业医生联合会联邦总会，1 个来自开业牙医联邦联合总会），9 个来自保险方，医疗服务提供方和保险方各推荐 1 人作为中立席位，1 个被双方认可的中立主席席位。

年工作的总点数除年度门诊费用总额，得出每一点的货币价值。每个执业医生的所得就是该医生服务的点数与每一点货币价值的乘积。

州门诊费用总额 = $\sum$（医生$_i$ × 医生$_i$ 服务点数）

在预算总额一定的情况下，服务量越大，点数越多，点值越低。契约式收费标准下的补偿机制的特点是每个开业医生事先并不知道各类服务项目的点值。就医生总体而言，在一定预算约束的情况下，提供的服务量增多，而收入却不一定能增加，这是一种约束过度提供服务的机制。

开业医生若想获得 SHI 的补偿，需在为 SHI 投保人提供门诊服务之前向州医师协会提出申请并获得批准。开业医生隶属于各自的州开业医师联合会。每个月，各州的开业医生从本州的医师协会中领取部分补偿资金；每个季度，医生将本季度内所开展的所有门诊服务项目记录单上交到州医师协会，医师协会根据该医生本季度的服务量向其进行补偿。

医院医师 [85-86]

疾病基金对医院住院服务的补偿采用 DRG-PPS。DRGs 的费率和权重（"医院补偿系统研究所"负责具体的计算工作）由联邦医院协会和联邦疾病基金协会协商确定。与美国 Medicare 的 DRG-PPS 不同的是，德国的此项制度中，病例一次住院的支付额涵盖了医生的费用。

每个医院从疾病基金会获得预算的多少是根据医院所能提供的服务数量经过双方谈判来确定的。在实际执行过程中，如果医院提供的服务量与最初估算的相等，就保持原有的预算不变；如果服务量高于预期数量，会按比较低的比例对医院额外进行补偿；如果服务低于预期数量，则按一定比例减少医院补偿。

在医院工作的医生薪酬实行工资制，医院医务人员大多属于事业单位编制（私立医院除外），根据专业、从业年限、学历等制定工资，科室主任代表科室医生与医院协商其他特殊津贴。住院医生的工资结构为：工资收入 = 基本工资 + 地区补贴 + 其他收入，其他收入包括职务津贴、岗位津贴、休假补贴、财政节约补贴、恶劣环境补贴、加班补贴和年终特别奖（第 13 个月工资）等。有一部分住院医生有权提供门诊急诊服务，他们通常是医院的科主任，被允许在特定的时间（如下班后）提供一定的门诊急诊服务。医院需与疾病基金会签订特定的合同。

德国允许公立医院医生在外兼职，对兼职的医生，德国卫生部门制定了"兼职上限"，规范公立医院医生兼职时数。医生每周工作 5.5 天，兼职制度规定公立医院医生每周中的 4 天要为公立医院服务，剩下的 1.5 天可以自行调节。兼职的公立医院医生薪金分两部分：一部分由公立医院支付，但只能得到七成薪金，因为他（她）在公立医院的工作时间只有七成，因此他们的薪金比同级别的全职医生低；另一部分是由兼职医院支付，兼职医生和医院是合同制关系，如内科医生按在兼职医院工作时间的多少计酬，外科医生按手术量计酬。

德国医生的"自我监管"[87-89]

"自我监管（self-governance）"是德国医疗系统颇具特色的管理模式。具体而言，在德国，政府和议会无论在联邦层面还是州层面，一般不直接参与制定医疗系统具体政策。无论是医疗服务提供者（医生和医院）还是筹资者（法定医疗保险组织），都有相应的行业组织（联合会）。联合会内部按照代表式民主制进行管理，处理大部分本行业的监管事务；行业之间的关系大多数通过对应级别（州层面或联邦层面）的联合会进行协商解决。

在州层面，医生的"自我监管"组织有两个：医师联合会和法定医疗保险签约医师协会。前者的自我监管对象是本州所有医生，后者的监管对象则是本州所有法定医疗保险的签约医生。德国 16 个州每个州都有医师联合会，北威州因为人口众多，有两个医师联合会，因而全德共有 17 个州层面的医师联合会。

医生自我监管组织显著的特点是，组织成员的构成虽然是医生，但是组织目标并非像英国 BMA 那样作为医生"工会"纯粹地"保障医生权益"。事实上，它们强调自身的"独立性"，在工作任务中既代表医生的声音，也代表公众的声音，还承担协调会员之间关系的职责。例如，法定医疗保险签约医师协会的职能就包括：①法定医疗保险签约医生的登记注册；②确保提供门诊服务，并监管服务质量；③代表医生与保险方谈判，协商门诊服务的补偿；④协调门诊医生之间的关系，避免医生之间的"恶性竞争"㉛。

德国法定的对全体医生进行"自我监管"的组织是医师联合会。在"自我监管"的框架下，医师联合会一方面负责医生的注册登记，监督医疗服务质量，同时也"维护医生群体执业过程中的合法利益"。另外，医师联合会还负责规范和促进医生毕业后教育和执业后继续教育。17 个州医师联合会在联邦

㉛ 德国门诊服务采用"总额预算下按项目付费"的方式，而且不同医疗服务的价格差异采用相对值来区分，这就使得医生过度服务不一定获得高收入（因为每一点的货币价值可能下降）。如果多数医生都倾向于多提供服务，这就使得每一点的货币价值下降，医生的收益随之下降。法定医疗保险签约医师协会协调医生之间的关系，防止医生过度服务，避免上述情况的发生。

层面的代表组成"德国医疗协会（GMA）"。德国医疗协会的主要功能是沟通和协调不同地区的医生组织，让不同地区的医生在最大限度上理解和遵循中央的决策。德国医生的行业规范、教育准则等大都出自德国医疗协会。德国医疗协会还参与所有医疗相关的决策讨论。

德国医生"自我监管"组织的工作方式从以下例子中可见一斑。

开业医生的监管

为保证专科门诊的医疗服务质量，在统一价值表中列出的30%的专科服务项目需要开业医生获取相关的资质证明来开展。一般情况下，当开业医生所在机构达到相应标准，并且开业医生在相关指导下已开展的某专科服务项目达到一定数量时，即可获取相应的资质证明。还有一些专科服务项目，如关节内镜检查，还需要医生出具有效的经验证明，如在上一年度一共成功做过多少例关节内镜检查。提供专科服务项目的资质不是终身制，需要定期进行再评估。

为了进一步约束过度提供门诊服务，各地医师联合会和疾病基金协会还联合成立了相应的监督委员会（双方在委员会中的人数相等），随机抽查并审计开业医生的整体服务情况。如果某医生就某一专科病所提供的服务量和医院转诊量远高于该病种的平均水平，该医生需要对相关情况给予说明，若证据不充分，则必须接受罚款。

兼职医生的监管

任何医院在聘请兼职医生时，都要经过医师联合会的批准。医师联合会必须对该院的技术力量、医疗设备等进行相关审查，达到要求的才能获准聘请兼职医生。医师联合会还对兼职医生的资格设定了标准，包括技术和道德标准。医师联合会还创建了兼职医生随访机制，并制定了统一的考评标准，每年实行年检。随访的内容包括对每个兼职医生的治疗成功率、死亡率和并发症发病率进行统一考评。如果随访不合格，医师联合会可随时取消其兼职资格，以保证兼职医生的医疗质量。

医生处方量的监管

州医师联合会与州疾病基金协会商定本年度用药整体预算。然后，医师联合会将从商定的用药预算中扣除一定比例的费用，用于支付常见病的用药花费。之后，把剩余的预算按照上一年度的药物使用情况按比例细分为各专科诊疗的用药预算。在大多数州，各专科诊疗用药预算又根据上一年度的用药情况细分为退休人员用药预算和非退休人员用药预算。根据本年度各专科诊疗用药预算及上一年度退休人员和非退休人员各专科病例数，计算出本年度退休人员和非退休人员各专科诊疗中平均每个病例的用药预算。

由以上步骤得：本年度每位医生的用药费用上限 = 本年度退休人员和非退休人员各专科诊疗中平均每个病例的用药预算 × 该年医生所诊疗的各专科病例数 + 常见病用药费用。

若医生的用药费用超过其上限的 15%，即达到 115%，该医生将被要求调整其用药行为。法定的过度用药及罚款标准为超过医生用药费用上限的 25%，即到达 125%。用药费用达到 125% 的医生需要对其用药行为作出解释，若理由不充分，医生必须将超出 115% 的那部分费用交还给疾病基金会。例如：某医生的总用药费用超出了其用药上限的 30%，即总用药费用为 130%，则该医生应将 15%（130%-115%）的用药费用交还给疾病基金会。

医生每 3 个月接受一次用药审查，根据审查结果，医生可及时调整其用药行为。从 2000 年开始，各州的医生可以通过联邦用药信息网络系统及时了解其用药情况及州内医生的整体用药情况。

小结

德国是世界上最早建立社会医疗保险系统的国家。到目前为止，法定的社会医疗保险制度一直是德国医疗服务的筹资主体。德国每个州都有承担社会保险任务的疾病基金会。法律赋予这些基金会行使"强制性"保险的职能，收取保险费。这些基金会一方面与当地的开业医生组织协商，购买门诊服务，另一方面与当地的医院谈判，购买住院服务。

在德国，有志从医者需要接受 6 年的医学院教育、3 ~ 5 年的毕业后教育，方可成为全科医生或专科医生。医生执业后继续教育是强制性的，继续教育不达标者，不但影响收入，甚至会被吊销行医执照。

德国没有严格的守门人制度，部分专科医生（尤其是资深者）也有自己的诊所，提供首诊和转诊服务的既可以是全科医生，也可以是专科医生（这些独立开业的医生统称"开业医生"）。另一部分专科医生作为医院雇员在医院供职，这部分受雇于医院的医生在医院内也有相应的晋升制度。

开业医生提供门诊服务时"按项目计费"，服务的种类和数量决定了开业医生的收入水平。在德国国家层面，联邦医师协会和全国主要七家联邦疾病基金协会协商确定本国年度门诊总费用和每个门诊服务项目的点数；在州级层面，由各州的医师协会和疾病基金协会商定本州的年度门诊总费用，并由州内各种疾病基金会支付州医师协会门诊费用。开业医生根据服务种类和服务量从州医师协会领取报酬。在医院工作的医生薪酬实行工资制，根据专业、从业年限、学历等制定工资，科室主任代表科室医生与医院协商其他特殊津贴。医院医生的工资结构为：工资收入 = 基本工资 + 地区补贴 + 其他收入。

　　自我监管是德国医疗系统中颇具特色的管理体制。在这个体制框架下，管理医生的直接主体是医生的行业组织——医师联合会和法定医疗保险签约医生协会。医生的行业组织一方面代表医生与支付方谈判，另一方面代表公众监管医疗质量；同时，参与更大范围的利益相关者之间的对话，寻求不同利益团体之间的利益均衡。

第六章　中国的医师管理制度

国家简介

中国（中华人民共和国）位于亚欧大陆东部、太平洋西岸。陆地面积约960万平方公里，大陆海岸线约1.8万公里，岛屿岸线约1.4万多公里，内海和边海的水域面积约470万平方公里。海域分布有大小岛屿7 600多个，同14国接壤，与8国海上相邻。

中国是四大文明古国之一，历史文化悠久，是世界国土面积第三大的国家。目前，中国是世界第二大经济体，世界第一贸易大国、第一大外汇储备国、第一大钢铁生产国、第一大粮食总产量国，以及世界上经济成长最快的国家之一。2012年，中国人均国内生产总值6 030美元。

当前，中国人口约14亿，是世界上人口最多的国家。2012年，男性和女性的期望寿命分别为74岁和77岁，5岁以下儿童死亡率为14‰。各类慢性病风险指标位于亚洲国家的中等水平。整个健康状况在"金砖四国"（巴西、俄罗斯、印度及中国）中处于较好的位置。

全国人民代表大会是中华人民共和国最高国家权力机关，实行一院制。它由各省、自治区、直辖市、特别行政区和人民解放军选出的代表组成。国务院是国家最高行政机关和国家权力机关的执行机关，实行总理负责制。各部、各委员会实行部长、主任负责制。人民法院是国家审判机关，依照法律规定独立行使审判权，不受行政机关、社会团体和个人的干涉。人民检察院是国家的法律监督机关，依照法律规定独立行使检察权，不受行政机关、社会团体和个人的干涉。

中国的卫生系统

概述

在过去几十年中，尽管中国卫生系统的资源较为有限，但是中国的卫生保健事业在过去的半个世纪取得了长足的进步，并且正在经历着一系列新的变革。据世界卫生组织（WHO）公布的资料，目前，中国超过13亿人口（其中65岁以上人口所占比例超过20.5%）的卫生花费占GDP的比例为5.1%，人均健康花费约480美元。这个健康花费水平，与前述几个国家相比明显偏低。相对于较少的健康花费，中国的健康指标有着较为不错的表现。目前，男性期望寿命为72岁，女性为76岁。5岁以下儿童死亡率为18‰，孕产妇死亡率为37/10万。高血压和高血糖人群所占的比例比亚洲地区的平均水平略高。

随着新型农村合作医疗、城镇居民医疗保险等医疗保险的覆盖，中国的医疗保障体系在2003年以后得到了显著发展，其主体包括城镇职工医疗保险、新型农村医疗保险、城镇居民医疗保险等。近年来，医疗保险的覆盖率得到显著提高，中国政府致力于建立覆盖全国的医疗保障体系。但是，目前的医疗保障水平仍然有待进一步提高。

2006年以来，中国政府的卫生支出占整个卫生支出的比例从40.3%上升至53.6%，政府直接投入占整个卫生花费的18%左右，社会保障基金支出的比重则为20%～35%。个人支出相应由近60%下降至46.4%，这当中的80%左右是个人负担的医疗花费（out-of-pocket），用于购买保险的花费占6%～8%（图6-1）。

中国卫生系统的运作及其近期变革

中国的卫生系统中，公共卫生服务和医疗服务有着不同的筹资渠道。支撑公共卫生服务的大部分资金来自公共财政，而支撑医疗服务的资金部分来自医疗保障基金，另一部分来自患者的个人支付。

中国目前的基本医疗保障体系是1998年以后发展起来的。该体系的主体由"城镇职工基本医疗保险（简称'职工医保'）""城镇居民基本医疗保险（简称'居民医保'）"和"新型农村合作医疗（简称'新农合'）"组成，分别覆盖城市工作群体、城市非工作群体和农村居民。这三种医疗保障制度目前覆盖了中国人口的90%，而且其覆盖面仍然在扩展。职工医保是强制性的社会保险，依靠职工和单位缴费进行筹资。

从服务体系来看，主要的机构包括疾病预防控制中心（CDC）、医院、妇

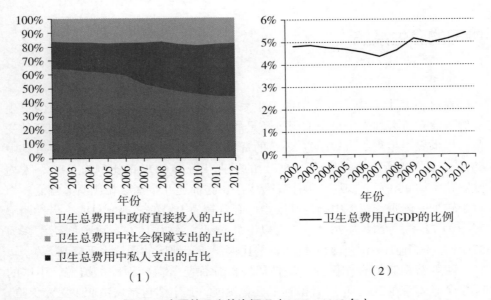

图 6-1　中国的卫生筹资概况（2002—2012 年）

（数据来源：世界卫生组织网站 http://apps.who.int/gho/data/node. country. country-CHN）

幼保健机构和基层卫生机构（包括城市的社区卫生服务机构、农村的乡镇卫生院和村卫生室）。基层卫生机构工作的主要任务是提供公共卫生服务和基本医疗服务，同时对疑难病症进行转诊。CDC 给基层卫生机构提供公共卫生服务的指导，同时提供技术要求较高的公共卫生服务（如实验室检测）。医院主要提供医疗服务。妇幼保健机构则负责妇女和儿童预防保健及常见疾病的诊治。在很多情况下，公立医疗机构和妇幼卫生组织也具有对社区卫生服务机构（或乡镇卫生院及村卫生室）进行业务指导的功能。

中国的 CDC、妇幼保健机构和大部分医院及社区卫生服务机构、乡镇卫生院和村卫生室，都是公立机构。这些机构的基本设施由中央和（或）地方的公共财政投资兴建。这些公立机构在运行经费上有着不同的模式。大致上讲，提供公共卫生服务的机构，大部分的运行经费（包括人员工资）由公共财政补贴，而提供医疗服务的机构，公共财政补贴占业务收入的比例较低。

医疗保险机构支付和患者个人支付是医疗服务机构另外两个资金来源。当然，有学者强调，由于目前公共财政对医疗保障（新农合和城镇居民医保）的投入占据了重要比重，因而政府对医疗服务的补贴实质上已经提升了许多。但值得注意的是，这种补需方的政策，没有改变医疗机构通过提供服务来获取补偿的方式。总体上讲，医疗机构想要获得运营经费（包括人员的工资），必须通过提供有偿服务才能获得。

中国当前卫生体系的大致框架如图 6-2 所示。

与很多西方国家不同的是，在中国，提供药品和耗材的主要部门是医疗机构而非药店。与此相关的"以药补医"政策（即政府允许医院在向患者提供药物和医用耗材时，加收 10% ～ 15% 的"批零差价"）也是医疗服务管理领域一直受到诟病的政策之一。此项政策出台并持续存在的主要原因，一方面是政府对医院的直接补贴较少，另一方面是中国对医疗服务实行价格管制，使得直接提供医疗服务并不能弥补医院运行的成本。此项政策虽然在公共投入较少的

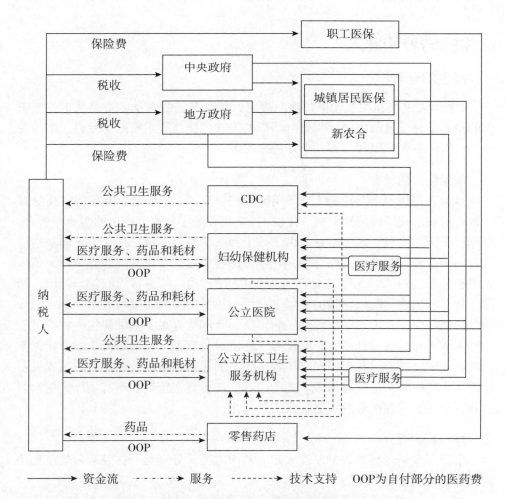

图 6-2　中国卫生保健系统的基本框架

时期维持了公立医疗机构的运转，但却被认为是当今中国"看病贵"的推手。2009年以来中国开展了新一轮医药卫生体制改革，包括"建立国家基本药物制度""公立医院试点改革"等多项重点改革举措，矛头直指"以药补医"。

中国的社会经济正处于转型期，卫生系统随着社会经济的发展而不断推进。与西方社会卫生系统相当稳定的架构不同，中国卫生系统的形态仍然处于变革中的"不稳定期"。展望未来，以不同制度覆盖不同人群的健保体系有融合的趋势；公共财政在医疗服务领域所扮演的角色正在不断增强；随着中国卫生改革向纵深发展，包括以药补医在内的多项运营层面的政策将会发生显著的改变。

医生的培养和准入

医生的培养

《中华人民共和国执业医师法》规定，接受系统的医学教育是从事临床工作的基本条件。目前中国接受医学培训的方式包括高等学校医学专科、中等专业学校医学专业和以师承方式学习传统医学。

医学院校的教育

目前，中国高等医学教育的学制分为3、5、7、8年制，即在拥有高等医学教育资质的高等院校修业满3年、5年、7年和8年并通过相应的毕业考核者，分别授予医学专科、医学本科、医学硕士和医学博士学位。在校培养的基本模式有四个步骤，按时间顺序分别是：基础课程学习、专业基础课程学习、临床见习和临床实习。以5年制医学本科教育为例，第一年通常为数学、外语、物理、化学和生物等基础课程的学习。此后一年半的时间，学习解剖学、组织胚胎学、遗传学、免疫学、生理学、病理学、药理学等医学基础课程。到了第三学年的下半年，通常开始在医院见习，此阶段会有近一年的时间学习临床医学的理论知识，并通过在医院初步接触临床，加深对临床理论的理解。完成见习后便进入约一年半的实习阶段。此阶段在医院各科室轮转，跟着上级医生学习诊断、操作和管理患者的一般临床实践工作。

毕业后的教育

中国医生毕业后教育的制度大致有两个方面，分别是"住院医师规范化培训"和"继续医学教育"。

根据原国家卫生部颁布的《临床住院医师规范化培训试行办法》，医学本科毕业后从事临床工作的住院医师，需要接受4～6年的住院医师规范化培训。培训分两个阶段，各 2 ～ 3 年时间。第一阶段进行二级学科培训，轮回参加本学科各相关科室的临床医疗工作，训练临床工作基本功，同时继续学习相关的专业理论知识。住院医师完成第一阶段培训后，在培训基地参加考核，通过考核者可进入第二阶段的培训。第二阶段的培训是进一步完成科室轮转，深入学习和掌握本专业的临床技能和理论知识，达到能够独立处理本学科常见病及某些疑难病的水平。住院医师规范化培训的最后一年，安排一定时间担任总住院医师或承担相应的组织管理工作。住院医师完成第二阶段培训后，由培训基地进行全面考核。通过考核者发给住院医师培训合格证，作为申报主治医师的依据。

根据原国家卫生部颁布的《继续医学教育规定（试行）》，继续医学教育的对象是完成毕业后医学培训[32]或具有中级及以上专业技术职称且从事卫生技术工作的人员。原卫生部和省级卫生行政部门定期将认可的继续医学教育项目按学科专业分类提前公布，供各地卫生技术人员选择参加。继续医学教育实行学分制，继续医学教育对象每年都应参加与本专业相关的继续医学教育活动，学分数不低于 25 分。

值得注意的是，中国对医生的培养一直关注"专科层面"的培养，全科医生的培养尚处于起步阶段。到目前为止，系统建立和实施全科医学培养方案的医学院校为数不多。

医生的准入

中国实行执业医师考试和注册制度。按照《中华人民共和国执业医师法》规定，医师资格统一考试的办法由国务院卫生行政部门制定。医师资格考试由省级以上人民政府卫生行政部门组织实施。具有医学本科学历，且具备 1 年及以上相应工作经验的，可以报考执业医师。而医学专科学历，且具备 1 年及以上相应工作经验的，可以报考执业助理医师。医师资格考试成绩合格，取得执业医师资格或者执业助理医师资格。取得医师资格的，可以向所在地县级以上卫生行政部门申请注册。成功注册后将获得由国务院卫生行政部门统一印制的医师执业证书，可以按照注册的执业地点、执业类别、执业范围，从事相应的医疗、预防、保健业务。

---

[32] 原则上医学生毕业后需要完成"住院医师规范化培训"。但是，由于只有二级甲等以上医院方有可申请作为"住院医师规范化培训"的基地，因此目前仍有相当一部分医生（尤其是在偏远地区工作的基层医生）没有完成严格意义上的"住院医师规范化培训"。这些医生所在的单位，根据当地的实际情况安排到医院工作的医学毕业生轮转科室，进行毕业后医学教育。

医生的执业方式和薪酬模式

医生的执业方式

在中国，受雇于某个医疗机构是医生常规的执业方式。独立开业的方式多见于农村地区的村医。部分村医利用自己的产业开设卫生室，更多的情况是政府投资建设村卫生室的硬件设施，由村医负责运营。而在城市地区，除了牙医诊所外，医生独立开业提供初级保健服务的情况并不多见。根据原卫生部2006年的统计，受雇于非营利性医疗机构的执业医师占所有执业医师总数的82%，在政府办医疗机构、社会办医疗机构和私人办医疗机构工作的执业医师比例分别为74.18%、16.48%和9.36%。

传统上，中国医生的执业地点固定于其受雇的单位（即注册时的"执业地点"）。尽管2009年，原卫生部印发《卫生部关于医师多点执业有关问题的通知》，试图规范地引导医生在两个或以上机构提供服务，但就目前的情况看，此制度在运行的细节上依然有待完善[33]。

由于医生的工作场所相对固定，本单位服务模式对医生的工作方式产生重要影响。中国的基层医疗机构（村卫生室、社区卫生服务中心和站）提供基本医疗服务的模式主要是门诊，因此，在这些机构工作的医生，其主要医疗任务是以门诊服务的方式，在"常见病、多发病"这个范围内，相对广泛地诊断和进行一般性治疗。而那些具备住院服务功能的机构[34]，一般同时提供门诊服务。为此，受雇于这些机构的医生，通常既承担本专科的门诊工作，也提供本专科的住院服务。

医生的晋升实行"专业技术职称制度"。如前所述，医学毕业生进入医院后成为"住院医师"，随后将可能逐步晋升为"主治医师""副主任医师"和"主任医师"[35]。原卫生部和人事部颁布的《临床医学中高级专业技术资格评审条件（试行）》为医生职称评定工作提供了原则。各地各单位在此原则的基

---

[33] 例如，在此制度框架下，医生多点执业需要第一执业单位与其他执业单位的书面协议，第一执业单位出于本单位工作任务繁重、担心医疗质量受到影响等的考虑，让本单位医生多点执业的积极性往往不高。如果医生受聘在两个以上医疗机构执业，需要向卫生行政部门申请增加注册的执业地点，医生往往考虑到手续复杂，宁愿选择"走穴"的方式。

[34] 在城市，一般是二级及以上机构；在农村，一般是乡镇卫生院及以上机构。

[35] 在教学医院工作的医生，还可以走"教授系列"的晋升路径。

础上制定具体的细节。从总体上看，医生职称晋升的条件主要包括工作年限[36]、工作量[37]以及科研和教学能力[38]。

总体而言，在中国，一个医生的职业发展路径大致是：经历5年医学本科学习后到某医院从事临床工作，经历住院医师培训。在此期间考取执业医师资格，拥有独立的处方权。经过5～6年的住院医师培训，可以申请升为主治医师。此后再经历5年以上的努力，可以申请晋升副主任医师。随后可以继续努力，再经过5年以上的积累，申请晋升主任医师职称。

在职称晋升方面，中国的法律法规并没有对从业于不同经济性质的医疗机构的医生进行区别对待。因此，私营医院的医生晋升时，在符合当地卫生行政部门规定的晋升条件后，原则上可以向所在地卫生行政部门主管人事的处室提出申请。不过，由于医生职称晋升由卫生行政部门主管，公立医院作为事业单位，在内部配套制度和外部公共关系上一般较民营医院有"天然"的优势[39]，使得在公立医院工作的年轻医生可以较为顺利地进行职称晋升。这也是公立医院对年轻医生有较大吸引力之处。

医生的薪酬制度

独立开业的村医

许多乡村医生在某种程度上具有"独立开业"的性质。2010年以前，乡村医生的收入大部分来自零售药品，即村医从药品供应商批发药品，在为患

---

[36]　例如，一般具有医学本科学历的医生，从主治医师晋升到副主任医师大概需要5年或以上的临床工作经验。

[37]　例如，某地卫生行政部门和人事部门印发的文件中规定：主治医师晋升为副主任医师需要满足"中级职务任期期间，平均每年参加临床工作不少于40周"；如果是内科系统的医生，"任期内（主治医师期间）平均每年系统诊治患者不少于200例"，如果是外科系统的医生，"任期内（主治医师期间）作为术者平均每年完成手术不少于200台（例）次，其中完成大、中型手术或复杂疑难病症抢救，在省、市级单位工作的平均每年不少于10例，在县及县以下基层卫生机构工作的分别不少于5例和3例"。

[38]　例如，某地卫生行政部门和人事部门印发的文件中规定，主治医师晋升为副主任医师需要满足"任期内平均每年为下级卫生技术人员讲授专题课不少于4次"。另有单位在晋升条件中规定，"任主治医师期间以第一作者身份在主要期刊上发表以临床研究为主的论著两篇及以上"。

[39]　例如，高级职称的晋升条件往往包括科研和教学成果，中等规模以上的公立医院一般设有科教处室，对本院的科教工作进行专门的安排；又如，许多地方医生的职称晋升要求"基层工作经历"，公立医院对此一般会与地方卫生行政部门及基层卫生机构进行协调，有计划地安排本院医生完成相应的基层工作。

者诊治的同时开出药品处方，将药品卖给患者，赚取药品差价。一般认为，这部分收入占村医收入的 60% 以上。村医其他方面的收入来自公共卫生补助和诊疗费。前者是政府对村医开展预防保健工作提供的补助，通常是每月100 ~ 300 元不等的定额补助；后者则是村医提供诊疗服务时按项目收取的诊疗费和注射、包扎等服务费用。2010 年，国家新一轮卫生体制改革推行，基层卫生系统实行药品"零差率"销售，村医不能再通过零售药品获得收入。按照改革配套措施的规定，批零差价收入转为政府补助。这部分补助通过何种方式补给村医，在不同地区有不同的探索。例如，有些地区以村医服务人口为基数 [40] 实行定额补偿；有些则按村医每季度所报的"购药计划"，以总购药费的一个百分比折算为补偿额给村医；有些地区则探索按人头补偿的方式，即不再细分医疗补偿和药品补偿，而是把基本医疗服务按人头打包补偿给村医。

在医院执业的医生

由于 3/4 的医生都在政府办的医疗机构（公立医院）中工作，公立医院医生的薪酬制度是本节的重点。从筹资渠道上看，中国的公立医院大致可以分为"全额拨款单位"和"差额拨款单位"两类。前者一般具有较强的"公共卫生服务"职能（如传染病医院、精神病医院等），医务人员的薪金全部由公共财政承担；后者则是提供一般医疗服务的机构，公共财政只承担医务人员薪金的一部分（一般称"基本工资"）。全额拨款单位用于薪酬分配的总额通常是固定的（财政部门按照人均薪金额乘以编制人员数拨付给单位），而差额拨款单位的薪酬分配总额则取决于通过有偿服务获得的收入。

无论是在全额拨款的单位工作还是在差额拨款的单位工作，大多数医生的薪酬都会包括三部分，即基本工资、福利和奖金 [41]。基本工资是医生薪金中较为稳定的部分，一般而言，同一家医院，相同工作年限、相同职称的医生其基本工资是一致的。福利一方面体现在医院对医生的生活补贴上（如节日补贴），另一方面反映在养老、医疗、住房等保障上，而后者往往是吸引医生到公立医院工作的重要动因 [42]。奖金部分则是出于激励医生努力工作的初衷而设置的，

---

[40] 用来衡量村医服务人口数的常用指标是该村户籍人口数或该村参合人口数。

[41] 即使是全额拨款单位，单位负责人也需要激励员工努力工作。与工作的努力程度挂钩的"奖金"是常见的激励方式。

[42] 以养老保障为例，目前绝大多数的公立医院作为事业单位依然参考公务员的退休办法，一个拥有高级职称的医生退休后，可以拿到退休前的全额工资。而在民营医院，医院为受雇的医生购买养老保险，从目前的保障水平看，养老保险在医生退休后给付的养老金远低于医生退休前的全额工资。

因此往往与医生的工作量或者创造的"价值"相关。

奖金部分是医生收入中"可变性"最大的部分。同一所医院、相同年资、相同职称的医生，其正式制度安排下的收入差距主要体现在奖金部分。目前，中国医院的基本组织架构是"医院 - 科室 - 医生"三个层次。医院直接控制医生奖金的做法在目前国内医院尚不多见，医院主要的奖金分配制度通常是"院、科二级分配"。

具体而言，以"差额拨款"的医疗机构为例，各科医生提供有偿服务而获得的收入统一归医院。这个收入扣除当期医院的支出，即为医院的"剩余"。这个"剩余"的一定比例[43] 作为该医院分配奖金的总额，这是奖金分配的第一步。奖金分配的第二步是医院根据各科室的"绩效"制订各科室分配奖金的比例。"绩效"的内涵在不同医院有所区别，不过，一般都会涵盖该科室的收支[44]情况、服务量（如门诊人次、出院人次）、服务效率（如平均住院日、床位周转率）、医疗服务质量（如患者满意度、患者投诉率）等指标，教学医院通常还会有科研论文数量、带教课时数等指标。奖金分配的第三步是科室从医院拿到奖金分配额以后进行科室内部的分配。科室内部分配一般由科室领导层形成的"核心组"（通常由本科室的科主任、护士长、党支部书记组成）决定。科室内部的奖金分配主要受领导层的目标和管理风格影响，医院层面通常不会直接干预。

规制医生的组织和工作方式

规制的主体——卫生行政组织

在中国，卫生行政组织无疑是规制医生的主体。在《中华人民共和国执业医师法》的框架下，卫生行政部门不仅主管医生的培养和准入，而且还参与医生薪酬和晋升的管理过程，并在医疗过失和事故处理中扮演主要角色。概而论之，卫生行政部门影响医生执业的手段和方式包括三类：政策制定和颁布、直接的行政管理和直接参与医院内部管理。

---

[43] 一般来说，如果将药品收入纳入分配（这时总剩余的绝对值较大），这个比例会低一些，在笔者调查过的医院中，这个比例在13% ~ 15% 之间；如果不把药品收入纳入分配（这时总剩余的绝对值较小），这个比例会高一些，在笔者调查过的医院中，这个比例在23% ~ 28% 之间。

[44] 科室的收入数据来自该科室医生门诊患者和出院患者的缴费记录。"支出"的数据来自各科室从医院各类库房中支取物事的记录。有些医院为了避免"大处方"，计算医院对科室的奖金分配时，科室的收入和支出均不把该科室药品和高值耗材的收入和支出纳入计算范围。

政策制定和颁布

由卫生行政部门或卫生行政部门协同其他相关部门颁布的一系列规范性文件，成为医师管理的基本依据。原卫生部颁布的《临床住院医师规范化培训试行办法》（1993）、《全科医师规范化培训试行办法》（1999）、《医学继续教育规定》（2000）、《乡村医生在岗培训基本要求》（2004）等文件，直接影响医学教育和医生培训的计划和相关工作开展。中共中央组织部、人事部、原卫生部印发的《关于深化卫生事业单位人事制度改革的实施意见》（2000），原卫生部制定的《卫生事业单位工作人员考核暂行办法》（2002）等文件，直接影响医生应聘和录用。而原卫生部协同人事部制定的《临床医生中高级专业技术资格评审条件（试行）》（1999）、原卫生部颁布的《临床医学专业技术资格考试暂行规定》（2001）等文件，则直接影响医生的职称晋升。

直接行政管理

直接行政管理包括：①准入和退出管理：《中华人民共和国执业医师法》规定，医师资格统一考试的办法，由国务院卫生行政部门制定。医师资格考试由省级以上人民政府卫生行政部门组织实施。取得医师资格的，可以向所在地县级以上人民政府卫生行政部门申请注册。县级以上人民政府卫生行政部门负责指导、检查和监督医师考核工作。对于取得执业资格后不符合医师执业相关规定者，以及失踪或死亡的医生，注销注册并收回医师执业证书。②晋升和奖励：取得医学专业技术职称和医学专业技术职务的人员，需报请县级以上人民政府卫生行政部门认定。根据《中华人民共和国执业医师法》，对于那些在执业活动中事迹突出的医生、对医学专业技术有重要贡献的医生、在应对突发公共卫生事件中表现突出的医生以及长期在条件艰苦地区努力工作的医生，县级以上人民政府卫生行政部门应当给予表彰或者奖励。③医疗过失和事故处理：2002年国务院颁布实施的《医疗事故处理条例》规定，一旦发生医疗事故，医疗机构需及时向所在地卫生行政部门报告。卫生行政部门接到医疗机构关于重大医疗过失行为的报告后，除责令医疗机构及时采取必要的医疗救治措施，防止损害后果扩大外，还应当组织调查，判定是否属于医疗事故；对不能判定是否属于医疗事故的，应当依照本条例的有关规定交由负责医疗事故技术鉴定工作的医学会组织鉴定。卫生行政部门收到负责组织医疗事故技术鉴定工作的医学会出具的医疗事故技术鉴定书后，应当对参加鉴定的人员资格和专业类别、鉴定程序进行审核。医疗事故争议由双方当事人自行协商解决的，医疗机构应当向所在地卫生行政部门作出书面报告，并附具协议书。

影响公立医院内部管理

包括①人事管理：卫生行政部门往往具有辖区内公立医院领导班子任免权[45]。卫生行政部门通过考核和任免医院领导，影响医院对医生的内部管理。②物力管理：卫生行政部门管理公立医院大型设备购置的审批，这在一定程度上影响医院内医生的诊疗方式及其诊疗方式的选择。③财力管理：政府对公立医院的常规补贴和多项转向补贴是通过卫生行政部门落实到医院层面的。卫生行政部门执行补贴并拥有项目审批权，这将影响医院收入，间接影响医生的收入。

近年来，随着公立医院试点改革的推进，关于政府参与医院管理的模式有不同的实践。有些地区引入社会组织作为治理公立医院的主体而弱化政府（卫生行政部门）在医院直接管理中的作用；而在其他一些地区，政府对公立医院的管理似乎得到了"强化"。例如，2011年新成立的北京市医院管理局，在其机构职能上明确提出"按照干部管理权限对所办医院负责人进行考核任免，……承担所办医院国有资产保值增效的责任，……负责组织所办医院贯彻落实有关法律、法规、规章和政策措施、规划标准，参与相关行业规划和标准的研究拟订，组织制定所办医院发展规划并组织实施，……负责建立所办医院绩效考核评价体系并组织实施，负责医院监事会的日常管理工作，……承担所办医院医疗、医技、护理、药事等服务质量管理的责任，组织所办医院加强行风建设、优化服务流程、规范服务行为，妥善处理医疗纠纷和重大医疗事故"。

辅助性社会组织

在中国，社会组织在医师管理中所起的作用是辅助性的[46]。而且，医学相关领域规模较大的社会组织，其领导者多为卸任甚至在任的政府部门领导，这使得这些社会组织难以完全独立于政府。中国的社会组织中，与医师管理最为密切的是中华医学会和中国医师协会。

中华医学会章程列出了该学会的"业务范围"，其中有三条与医师管理直接相关，即："参与开展毕业后医学教育及专科医师培训、考核等工作""受政府有关部门委托，开展医疗事故技术鉴定和预防接种异常反应鉴定工作，制定

㊺　卫生行政部门对辖区内医院人员编制多少和增减也有一定的影响力。

㊻　包括医学相关领域在内，中国规模较大的社会团体，其领导者大都为退休甚至在职的政府官员。对于此种现象，有一种观点认为，这样并不利于这些社会团体保持"独立性"。然而，也有学者认为，换一个角度看，如果整个管理架构是政府为主、社会团体为辅，那么，与政府关系密切的人士作为社会团体的领导者，可能可以减少政府与社会团体之间的协调成本。

和更新临床诊疗指南和临床技术操作规范"，以及"发现、推荐和培养优秀医学科技人才，……宣传、奖励医德高尚、业务精良的医务人员"。可见，技术支持是中华医学会参与医师管理的主要方式。

中国医师协会作为医生行业组织，一方面"依法维护医师在执业活动中的合法权益，尊重和保护医师的处方、诊断和治疗权利，保障医师在执业活动中其人格尊严、人身安全不受侵犯"，另一方面，在其章程中提到"主动协助卫生行政部门制定医师执业标准，建立医师培训、考核、考试体系，审查、认证医师执业资格，监督检查医师执业情况，推进我国专科医师培养和准入制度的建立""开展与国际及港澳台地区的医学交流与合作，学习借鉴先进的医师行业管理经验和医疗服务经验""搭建医师与政府、人民群众沟通的平台……努力营造并构建和谐有序的医疗环境和医疗秩序"。可见，协助和配合政府工作，并从医学及医生人力发展的角度提出专业意见，是中国医师协会参与医师管理的主要方式。

小结

中国卫生系统无论是筹资、服务还是管理，都是政府主导的。由政府主导的城镇职工基本医疗保险、城镇居民基本医疗保险和新型农村合作医疗制度覆盖了中国城乡人口的 90% 以上。政府除了建立 CDC、妇幼保健机构、基层卫生服务机构等具有公共卫生服务功能的单位外，其出资办的公立医院是中国医疗服务的主体。

中国的医学教育在学校这个层面有不同年限。学校教育时间较短者，从事临床工作时需要经过较长时间的实践才能进入"执业医师"的行列。医学院校的医学生毕业后，通常需要接受住院医师的培训，方能晋升为主治医师。成为主治医师以后，部分医师再经过 5 ~ 10 年的努力，才能成为具有高级技术职称的副主任医师或主任医师。

中国医生独立执业者所占比例不高。乡村医生是比较接近独立行医的群体。大多数乡村医生的收入由政府公共卫生补贴、诊疗收入和售药收入组成，其中又以售药收入为主体。多数医生作为雇员在医院工作。在医院工作的医生，其收入模式多为"基本工资＋福利＋奖金"，其中基本工资和福利与医生的岗位及职称相关，而奖金则与医生的工作量或对医院收入的贡献相关。

中国医生的规制模式是卫生行政部门为主、社会组织为辅。卫生行政部门通过颁布政策、行政干预和参与医院管理等方式，在医生培养、准入、监管等方面发挥主体作用。中华医学会、中国医师协会等社会组织，以技术支持为主要形式，以配合政府工作为职能定位，参与部分医师管理的具体工作。

"变革"是当前中国医师管理制度乃至中国卫生系统的重要特征。中国新一轮医药卫生体制改革给中国医师管理制度带来不少的冲击，包括医生执业方式、薪酬制度在内的诸多与医生职业生涯密切相关的制度正在发生转变。诸如"政府对医疗服务的职能定位"等涉及医师管理制度顶层设计的论题一直受到热议，并且不少地区开展了有益的实践。

第七章 中外医师管理制度的要点比较

卫生系统的特征比较

从卫生系统的筹资来看，英国卫生系统的主体 NHS 和加拿大卫生系统的主体 Medicare 均以公共财政筹资为主，私人保险在这两个国家所占的比重较低。而在美国，私人保险筹资比重较大，公共筹资部分只覆盖"弱势群体"、土著人、军警和联邦雇员。德国则是以社会保险作为医疗系统筹资的主体，但值得注意的是，履行筹资职能的并非德国政府的分支机构，而是由政府授权的非营利保险公司。目前，中国是按人群划分医疗保障体系，城镇职工、城镇居民和农村居民分别纳入"职工医保"、"居民医保"和"新农合"，前者是强制性的社会医疗保险，后两者原则上是"自愿"参加的。中国公共财政在医疗保障系统上的作用主要体现在补贴居民医保和新农合上，让无业者和农村居民能够加入到医保系统当中。

从卫生服务来看，英国实行严格的守门人制度，即每位英国公民有一位登记的"家庭医生"，首诊必须到此家庭医生处就诊，转诊必须通过此家庭医生。美国和加拿大也有类似的制度，但没有英国那样严格。德国则允许全科医生和专科医生独立开业提供门诊服务，另一部分专科医生在医院供职，形成了门诊和住院"分开管理"的模式。而在中国，医生执业的主要模式是受雇于某个医疗机构而非独立开业。大多数具有住院服务功能的医院同时提供门诊服务，因而，在这些机构工作的医生往往同时提供门诊和住院诊疗服务。

从卫生系统的管理来看，英国的 NHS 更多地体现政府的作用：资金由联邦层面的卫生部分配到地方层面的信托基金（Trust），信托基金作为地方政府当局的一部分，为当地民众购买卫生服务。美国则更多依靠市场机制对支付方和服务提供方进行约束，政府只主管特殊人群卫生服务的筹资与支付。加拿大卫生系统的管理模式是通过政府与服务提供者组织协商解决筹资与支付问题。德国则实行行业组织自治（self-governance），服务提供者组织和筹资组织的行业组织自由博弈，政府在外围作宏观调控。中国的卫生系统在供方的基础建设和准入管理上，主要靠政府完成。在卫生服务的购买上，中国政府的干预主要是实行价格管制。医疗服务的购买和费用支付，主要是保险方和（或）患者与医疗服务提供者之间的"市场行为"（表7-1）。

表7-1 西方四国与中国卫生系统的比较

	筹资	服务	管理
英国	税收为主（NHS），私人保险为辅	严格的全科医生"守门人"制度	NHS内政府统管筹资和支付
美国	私人保险筹资比例较大，公共筹资负责"特殊"群体	较为宽松的"守门人"模式	政府主管特殊人群卫生服务的筹资与支付，其他方面更多依靠"市场机制"约束
加拿大	税收筹资为主，私人保险筹资为辅	较为宽松的"守门人"模式	政府与服务提供者组织协商解决筹资和支付问题
德国	社会保险为主，私人保险为辅	开业医生提供门诊服务，医院医生提供住院服务	行业组织自治，政府宏观调控
中国	社会保险（城市工作人群）加公共财政补贴（非工作人群和农村居民）	无严格的"守门人"制度。政府办的医院是服务的主体，但政府直接对公立医院的补贴很低	政府主管医院和医生的准入，并对医疗服务价格进行管控。医疗保障制度的主体架构也由政府主导

医生培养与准入的比较

在医生的培养方面，英、美、德、加四国医学院的"门槛"都比较高，只有在入学考试中排名前1/5的人才能获得录取资格。所不同的是，在申请医学院时，英国要求完成医学"预科"学习，而美国和加拿大则要求申请者事先完成本科学习并获得学士学位。相比之下，中国的医学在校培训兼有中等教育（中专）和高等教育（大专、本科、研究生）培养。事实上，在中国这样幅员广大、人口众多的发展中国家，中专学历的医生所占的比例依然较多，尤其是在基层医疗机构[47]。

西方四国的医生分为"全科医生"和"专科医生"两类。这些国家的医学培养模式有相似之处，在获取行医资格前必须经过系统的医学基本理论学习和

---

[47] 根据原卫生部《2006年中国卫生人力报告》，2005年从业于社区卫生服务中心的执业（助理）医师中，中专及以下学历者占40%左右，而在乡镇卫生院，这个比例达到67%。

临床专业学习，获取行医资格后要接受执业后继续教育。所不同的是，在继续教育方面，德国和加拿大最为严格，医生如果没有拿到相应的继续教育学分，不仅影响其收入，甚至可能危及其行医资格。相比而言，英国在这方面的要求尚未上升到"条例"层面。而美国则倾向以"正向激励"的方式鼓励医生继续学习，即经过特定课程培训后的医生可以获得相应的认证（certification），而获得较多认证的医生往往容易获得良好的工作条件和较高的薪水。

相比之下，中国长期以来一直走"专科"医生培养的路径，系统全科医生式培养尚处于起步阶段。目前对常见病和多发病患者提供全科服务的医生，在村医中较为多见。在城市地区以"全科医生"身份提供服务的医生中，大多是由专科医生接受短期的全科医学培训后转向全科业务的。另外，由于受到人力、物力的限制，无论是住院医师规范化培训还是继续医学教育，覆盖面、专业化和规范化都有待提升。

在医生的准入方面，无论是西方四国还是中国，都要求行医者必须获得相应的行医执照。而要获取行医执照，必须有系统医学培养的教育背景和临床实习经历，并通过统一的考核。这些国家之间略有不同。英国医生的行医执照是"全国性"的，获得执照的医生可以在英国各地行医[16]；美、加、德三国的行医执照由医生所在地（省或州）的主管机构颁发，只在本地有效，如果医生要跨省（州）行医，需要向目标省（或州）提出申请。中国医生执业地点限制得更为严格。中国医生在县或市卫生行政部门注册，注册时需要注明工作单位，通常工作单位是中国医生固定的执业地点。变更工作单位时，需要向卫生行政部门申请更改注册的执业地点。同时受雇于两个不同医疗机构的医生，也需要在注册时特别说明。

表7-2　西方四国医师培养和准入的比较

	医生培养	医生准入
相同点	• 就读医学院的门槛较高 • 培养模式均是"基础学习—专科学习—继续教育"	• 医生行医必须获得相应的执业资格 • 获取资格要求有相应的教育背景，并通过统一的考核
不同点	• 在申请医学院时，英国要求完成"预科"，美国和加拿大则要求申请者事先获得学士学位 • 对于继续教育，德国和加拿大要求最严格，英国次之，美国较宽松	• 英国医生的行医执照是"全国性"的。而美、加、德三国的医生获得行医执照后行医资格局限在所在的"州"，跨地区行医或变化执业地点时需要向相关组织提出申请

医生从业方式的比较

与医学教育的模式相一致，英、美、德、加四国的行医者基本分类是"全科医生"和"专科医生"两类。全科医生提供初级保健服务，对急性病、慢性病、各个年龄段和不同性别的患者进行诊治，并提供预防保健和健康教育服务。他们能够对同时存在多种健康问题或并发症的病例进行初步处理。专科医生是在外科、内科等某个医学专科从事专门临床医学工作并提供该专科医疗服务的医生。

全科医生基本上都"独立开业"，个人或合伙开设诊所提供服务。而专科医生在西方四国从业方式差异较大。英国的专科医生大部分受雇于医院，走"一般医生—资深医生—咨询医生"的职业发展路径。

德国的部分专科医生独立开业（作为"开业医生"），为患者提供专科门诊服务；另一部分专科医生在医院供职，职业发展路径与英国医院专科医生相似。德国允许在医院供职的医生在外"兼职"。对于这些兼职医生，医生组织和保险组织成立专门的评估组织，定期评估其工作质量，没有通过评估的医生会被取消兼职资格。

美国和加拿大的专科医生则大都以"独立身份"行医，很多专科医生都有自己的诊所。即便是在医院行医的专科医生，也并非医院的雇员，他们的身份被描述为"允许进入医院提供临床服务的人"。

相比之下，中国的医生中独立行医者所占的比例较少，尤其是经过系统的高等医学教育并获得执业医师执照的医生，绝大多数受雇于医疗机构。许多医生在病房和门诊之间轮转，既提供门诊服务，也提供住院服务。一直以来，在正式的制度安排下，医生的执业地点固定于某个单位。2009年以来，中国开始从制度上着手解决医生多点执业的问题。2011年，原卫生部颁发文件要求扩大医生多点执业的试点。不过，包括法律责任在内的一些关键性制度问题尚有待理顺，促进医生人力资源合理流动仍需继续努力。

医生收入模式的比较

在英国，全科医生提供的服务中包含基本医疗服务和公共卫生服务。基本医疗服务按人头计酬，公共卫生服务按项目计酬。专科医生在医院工作，领取固定工资，工资水平与受教育水平、资历和职称相关。英国的"医生和牙医薪酬评估机构（DDRB）"作为独立机构，每年向英国卫生部提交英国医生收入的评估报告，成为英国卫生部出台医生收入标准的重要依据，对英国医生收入产生重要的影响。另外，住院服务的补偿是由筹资方和医院协商确定的。由于在医院供职的医生由医院支付薪酬，住院服务补偿谈判的结果间接影响他们的收入。

在德国，提供门诊服务的医生称为"开业医生"，包含独立开业的全科医生和专科医生。开业医生的收入模式是按项目付费。德国联邦医师联合会和联邦疾病基金联合会协商制订医疗服务价格目录，在目录中列出所有可以计酬的服务项目，每个项目按照成本差异赋予不同的"点数"，点数越大，意味着成本越高，价格也越高。在州层面有州开业医师联合会和州疾病基金协会，这两个组织协商当年本州门诊费用总额。在门诊费用总额既定的情况下，医生根据其提供服务的点数计算工作量并获得报酬。在医院供职的医生领取固定工资。医院与本州的疾病基金协会协商住院服务的补偿额度。这个谈判结果会间接影响医院医生的收入 [27]。

通过公共筹资购买"私人"医疗服务提供者的服务是加拿大医疗系统的特点所在。加拿大无论是全科医生还是专科医生，都以独立的身份行医，其收入来自为患者提供的服务，实行按项目计酬的模式。每年省政府都会与省医师协会协商临床服务计费的项目类型和各类服务的价格，服务量、医生收入上限等相关问题也会进行协商。这个协商结果直接影响当地医生的收入。

与加拿大相似，美国的医生也通常以独立身份行医。所不同的是，在加拿大，政府是唯一的基本医疗服务购买者，而在美国，医疗服务购买者则是多种多样。不同的医疗服务购买者，采用的支付方式差别很大。例如，为老年人和残疾人购买服务的是政府主导的 Medicare，Medicare 的医生按项目计酬；大多数的企业雇员参加了"管理保健"组织，管理保健机构对医生的支付方式包括按人头计费、按项目计费、固定工资制等多种模式。而且，即便是同类型的管理保健组织，和医生签订的合约条款在医疗服务对象、财务风险分担、转诊限制等方面也有很大的差别 [32]。

在中国，独立开业的村医，其收入模式大致是"定额的公共卫生补助 + 按项目计费的诊疗收入 + 药品收入"。而在医疗机构工作的医生，其收入模式大都为"与职位和职称相关的工资和福利 + 与工作量或贡献相关的奖金"。在中国新一轮医药卫生体制改革的大潮下，无论是采用哪种执业模式的医生，其收入方式都出现了不同程度的改变。对独立开业的村医而言，国家基本药物制度直接配送基本药物并取消批零差价，原来直接获得药品的提成收入转为政府不同方式的补贴。对在医疗机构工作的医生而言，在公立医院试点改革下，不少医院在调整医生收入（尤其是奖金计量标准和发放方式）上做文章（表 7-3）。

表7-3　西方四国及中国医生收入模式的比较

	全科医生	专科医生
英国	基本医疗服务按人头计酬，公共卫生服务按项目计酬	固定工资制，薪酬与学历、资历和职称相关
德国	按项目计酬	独立开业者按项目计酬，医院供职者领取固定工资
加拿大	按项目计酬	按项目计酬
美国	多种计酬模式并存	多种计酬模式并存
中国	服务于社区卫生服务中心的全科医生部分实行固定工资制，也有些实行"绩效工资"	多数实行工资加奖金的模式

医生执业监管的比较

西方四国在医生执业管理方面的共同特点是，政府不作为医生执业管理的"一线"管理者。基本的管理模式是法律赋予医学专业组织管理医生行医资格及处理公众投诉的权力。该组织一方面参与医生培养方案的设计，并负责医生行医执照的颁发；另一方面，处理公众对医疗服务提供者的投诉，调查纠纷，对违规的医生采取暂停执业、限制执业甚至吊销行医执照的处理。在英国，行使此职能的是英国医学委员会总会（General Medical Council，GMC），在美国是各州的医学委员会，在加拿大是加拿大皇家医师学院在州层面的分院，而在德国是医师联合会。如果公众对专业组织的处理不满，可以向司法机构上诉。另外，如果投诉的情节严重，超出专业组织的处置范围，专业组织也会将投诉移交司法机关（图7-1）。

专业组织对医生执业的影响还表现在医生信息的公开上。在负责医师执业管理组织的网站上，可以方便地查询出医生执照的状态（正常、暂停、限制或吊销）。美国大多数州医学委员会还提供更为细致的医生执业记录，例如是否受到投诉及其次数、投诉调查结果等。在这种信息公开的制度下，医生要保持良好的声誉，必须时刻注意其行为，避免被投诉。

在英国和加拿大，公共财政是医疗服务的主要购买者，政府利用此身份带来的强大的谈判力量，通过与医生的合约影响医生的行为。德国政府对医生执业的直接影响较英、加两国弱，政府主要是在外围调控，创造出行业组织自由博弈的制度氛围，医生联合会对外争取医生权益，对内则对医生实施监管。而

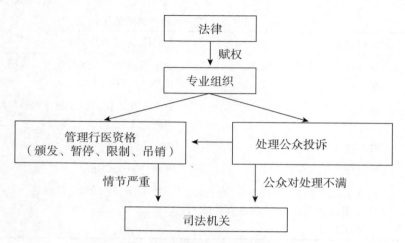

图 7-1 西方四国对医生执业管理的共同框架

在美国，利益集团的博弈更为自由，政府行政力量对医生的直接影响更不显著。

在中国，卫生行政部门在医生规制上扮演的角色最为突出，通过制定和颁布政策、直接行政管理，甚至直接参与医院内部管理，在医生的培养、准入、行为监管和退出等诸多方面，发挥核心管理的作用。医学会、医师协会等社会团体，在医生规制方面的主要职能限制在技术支持上，其作用是辅助行政部门进行管理。以医疗事故的处理程序为例，在中国，卫生行政部门是受理处理申请、组织医疗事故鉴定、给出行政处理意见的主体。而医学专业技术团体在此过程中发挥的作用是应卫生行政部门之委托提供技术鉴定，且给出的鉴定报告需卫生行政部门认定。总体而言，中国的社会团体在规制医生方面的作用，与英、美、德、加等发达国家相应的社会团体相比要弱很多。

小结

两个北美国家——美国和加拿大——在医生管理上最大的共同点是医生多以"独立"的身份行医。但美、加两个医疗服务筹资体系迥异，前者私人保险占据很高的份额，而后者则以税收筹资为主体。

作为欧洲的代表——英国，体现出福利国家所追求的政府责任。尽管英国在 20 世纪 90 年代在 NHS 中引入市场机制（所谓"内部市场"），但始终没有改变公共财政在医疗服务筹资中的主体地位，内部市场变革前后，患者始终享受几乎免费的医疗服务。换言之，价格机制是在 NHS 与医疗服务提供者之间发挥配置资源的作用，而非服务提供者与患者之间。几乎是同期，中国的医疗服务体系也引入了"市场机制"。然而，市场机制的引入却被认为导致了中国医疗服务的"过度市场化"，导致中国医疗改革"基本不成功"。中、英这两次引进市场机制的改革，最大的差别可能是，英国在生产要素市场引入市场机制，而中国则在医疗服务产品市场引入市场机制。部分学者认为中国受美国的影响很大，走了市场化的道路，但显然，就医疗服务要素市场而言，中国政府管制的密度和强度远高于美国，也高于英国。

与英国强调政府责任不同，德国更加重视"制度设计"和社会本身的作用。中国在构建自己的健康保障体系时，更多借鉴的是德国的社会保障模式。但是，中国的社会结构比德国及其他西方国家复杂，整齐划一的制度模式对中国这个多元化的社会似乎尚不合适，于是中国走了一条多层次保障体系的道路（当然，有学者认为这是过渡阶段的状态）。

在医疗系统中，西方四国少有的共同点之一是它们均在医生培养上区分"全科医生"和"专科医生"，这种培养模式使医疗服务市场有了大致上的区隔：初级保健和二级（或以上）保健。这有助于形成一个"横向竞争、纵向合作"的服务体系。

中国在现代医学的培训上一直欠缺"全科医生"。传统上，中医本来可以承担"全科医生"的角色，但在其他因素的冲击下，也走向了专科的道路。中国已经意识到全科医生培养的重要性，但是配套措施依然有所欠缺。如何鼓励有潜质的人力投入全科医学领域，是决策者需要进一步突破的关键点。

第八章 西方四国经验对中国的启示

纵向合作、横向竞争的组织模式

西方四国在医生的培养上，一直遵循"全科医生"和"专科医生"两个方向，于是，在医疗服务市场上"自然地"按照疾病严重程度和诊疗难易程度分成两个相互关联的"亚市场"：全科医生诊治"常见病、多发病"（初级保健），专科医生诊治"疑难杂症"（二、三级保健）。由于初级保健和二、三级保健之间并未存在技术上的重叠，为此，这两个亚市场之间并不存在明显的"竞争"。"转诊制度"的存在，则为全科医生和专科医生搭建了"纵向合作"的桥梁[48]。同类医生之间（全科医生与全科医生之间、专科医生与专科医生之间）服务市场重叠，竞争的关系较为明显。

专科服务的竞争是否有利于医疗服务产出，对这一点学术界一直存在争议。反对者认为，由于专科服务高技术壁垒的存在，竞争的结果将会是医疗服务提供者之间的"医疗军备竞赛"，最终将导致医疗资源的过度利用和浪费[49]。目前存在的诸如"区域卫生规划"、"医疗机构开业审批"、"大型医疗设备购置审批"等政策，其实是为了限制医疗服务提供者之间的竞争而设置的[50]。

在初级保健服务提供者之间引入竞争受到大多数学者的认可。这是因为：一方面，初级保健服务技术壁垒相对较低，需方对供方质量作判别相对容易；

---

[48] 尽管德国最近有些地区允许在医院工作的专科医生也提供门诊服务，但并未打破德国"开业医生看门诊，医院提供住院服务"这样一个门诊和住院服务分隔的格局。

[49] 争论的核心是医疗服务提供者和医疗服务需求方（或购买者）之间存在信息不对称。医疗服务需求方出于对健康的珍视，医疗服务质量的价格弹性往往很低。而由于医疗技术高壁垒，需求方难以判断医疗服务提供方的优劣，于是便往往通过医院的规模大小、高新设备的配备情况等作为供方质量高低的判别标准。而提供方为了吸引更多的患者，便会努力扩大规模和增添高新设备。这样一来，供方之间"竞争"的结果导致了所谓的"医疗军备竞争"。

[50] 当然，这些政策导致的负面效果是，"行政力量"给业已存在的医疗服务提供者提供了"垄断地位"。这种行政垄断比由于医疗技术的高壁垒而造成的"自然垄断"可怕得多，因为"自然垄断"其实依然受到潜在进入者的压力，换言之，"竞争压力"依然存在；而行政垄断把潜在进入者拒之门外，真正的垄断地位才得以形成。

另一方面，即便当时服务的优劣难以判别，由于是"常见病"和"多发病"，需方与其全科医生经过多次打交道，对供方的判断会容易得多（这就形成了所谓的"重复博弈"）。事实上，初级保健提供者之间的竞争是激烈的。即便在英国 NHS 这个"政府统管"的体系内，初级保健提供者——全科医生——也是居民自由选择的。兼职全科医生的收入直接与在他（她）那里登记的服务人群的数量挂钩，使得全科医生要想获得高收入，就必须努力建立口碑，吸引更多的患者。

在中国，医院同时提供门诊服务和住院服务的模式，在很大程度上导致初级保健提供者（基层卫生服务机构）和二、三级保健提供者（医院）之间的"纵向竞争"（而非纵向合作）。而由于中国全科医生的培养一直滞后，在基层卫生机构服务的医生大都是接受专科培养又在职场竞争中没有进入大医院的人。这种职场竞争导致的结果是，从大医院、中型医院到基层机构，在医生技能素质上是由高到低分配的。于是，在医院和基层卫生机构之间的纵向竞争中，基层机构显然难有市场。最终的结果是导致目前"大医院人满为患、小医院门可罗雀"的境地。

中国一直希望通过"分流患者"，使"小病不出社区"，避免大医院人满为患，从而缓解"看病难"的困境。然而，只有从医疗服务组织模式的高度着眼，才能比较根本地解决问题。"横向竞争、纵向合作"是西方发达国家在医疗服务组织模式上给中国的重要启示之一。而对于这种组织模式的实现，目前可以看到的较为明朗的途径是全科医生的培养。换言之，中国医学教育模式的改革，为的是在不久的将来能够有力量改变中国医疗服务的组织模式，使不同服务类型的医生能够有序竞争和良好合作。

谈判定价机制

尽管英、美、加、德四国在医师管理制度上有很大的差异，然而，利用谈判来平衡支付方和服务提供者的利益则是相通的，"合约"始终是这几个国家医师管理制度中的"关键词"。简而言之，医疗价格（有些时候直接反映为医生的收益）是通过支付方和服务提供方（或其代表）定期谈判进行调整的。

谈判和合约机制是法律法规将一定的协商空间留给了支付方和服务提供者。法律法规是一种相对稳定的约束，一旦确定，其所涉及的利益分配在较长的一段时期内不容易改变；而合约则较为灵活，缔约方定期（如每年协商一次）协商调整合约，调整后的合约可能更能反映环境变更所产生的要求。

中国医疗服务采用"公共定价"模式，更倾向于将医疗价格划归"法规"

范畴，正是由于"法规"稳定性的特征，中国医疗服务价格往往"长年不变"，也不容易根据医疗技术发展及相关环境的变化作出调整[51]。为了跟上医疗技术发展，物价部门又允许医疗服务提供者对新的医疗服务项目单独提出定价申请。这些"新项目"的价格在成本测算时按照当前的情况进行计量。这样便出现"新项目新价格，老项目老价格"的情况。老项目的价格往往跟不上医疗服务成本的变化，新项目的价格对服务提供者而言则往往是"有利可图"的，于是便催生了"基本服务销声匿迹，昂贵检验、检查异军突起"的尴尬局面。当然，这种定价制度与"以药补医"的政策组合起来，又成了"大处方"的催化剂。

很多学者把中国的"大处方"、医疗费用增长过快、资源浪费等问题的原因归结到支付方式上，即中国医疗服务实行按项目付费的方式。然而，在德国和加拿大这两个医疗费用控制相对较好的国家中，按项目付费一直是重要的支付制度。与中国不同的是，这两个国家按项目付费的模式是作为支付方和服务提供方合约的一部分实施的。支付方可以根据筹资的变化，通过谈判及时调整医疗服务项目的价格；服务提供方也在谈判过程中作维护自身收益的努力，而非在被动接受相关的"规定"后，通过钻"规定"空子寻求"交叉补贴"。更重要的是，合约条款是"结构性"的，也就是说，医疗服务价格并非单一条款，而是受合约中其他条款的影响。例如，德国开业医生虽然是按项目付费，但其计费方式是基于医疗服务的相对值，因而，医生的实际收入与当地门诊总预算直接关联；加拿大按项目付费的同时，有"费用上限"、"服务量增长上限"、"服务恰当性同行评价"等配套约定[52]。医生行为以及由此带来的对医疗费用和医疗质量的影响，乃是合约中所有这些条款综合作用的结果。

可见，合约机制的优点至少包括两点：一是相对灵活，二是结构化条款可以更为"立体"地平衡缔约双方的利益。在医疗服务定价过程中引入支付方和医疗服务提供方的谈判机制，采用结构性合约规范服务提供方的行为，有助于平衡医疗服务提供者和筹资方的利益和风险，进而有助于医疗市场的平稳运行，这可能对解决中国"医疗费用扭曲"的问题有所帮助。这是从西方四国医师管理制度上得到的重要启示之一。

---

[51]　以北京市医疗服务价格为例，目前使用的价格标准中，很多常规项目是 1990 年中期以前就制定的价格，20 多年过去了，这些项目的价格仍然照旧。

[52]　详见第四章。

发挥医学专业组织的积极作用

英、美、加、德四国医生行业组织[53]在医师管理上发挥了极为重要的作用，从专业培养、资格认证到执业过程，这些组织都扮演着重要的角色。这些组织的共同特点是独立于政府的行政力量，同时也不受医生个体意志的左右；内部实行民主管理，对外承担法律赋予的行业管理责任。

相比之下，中国国内医师专业组织在医生管理过程中发挥的作用则相当微弱。按照《中华人民共和国执业医师法》的规程，医师准入需要经过考试和注册两个步骤，而这两个步骤都是由卫生行政部门负责的，医师行业组织或专业机构始终是"配角"。而在医患纠纷的处理上，大致有四种方式：医患协商、卫生行政部门行政调节、法院诉讼和第三方调解。前三种医师专业组织无法直接参与；即便是"第三方调解"的途径，目前也多隶属于司法部门，并没有医师专业组织参与的恰当空间。目前，在医生管理工作中，中华医学会的主要作用体现在参与制定医师准入资格考核方案上；而中国医师协会的作用则主要是提供执业医师考试和注册的相关信息供查阅以及组织医师维权培训。

行业组织参与医师管理的优势，一是专业优势，即通过"内行管内行"来解决"信息不对称"的问题；二是树立起"行业自律"的形象（这当然需要以"客观"、"公正"为前提），这对于行业的长远发展有积极作用。

中国医疗行业组织发展缓慢的问题越来越受关注。也有学者提倡加强行业组织在医疗市场中的作用[54]。但考虑到诸多的约束条件，更多的人则审慎地关注"操作性"问题。而西方四国行业组织参与管理的做法，至少可以给出三方面的启示：

第一，英国和加拿大都将制定医生培养方案及专业技术标准的工作，与医师准入及退出管理放到了一个专业机构当中（分别是英国医学委员会总会和加拿大皇家医师学院）。这样做有利于发挥这个机构的专业优势，对医生的准入条件和执业过失进行评价。如果要在现有基础上扩展中国医师行业组织的功能，可以参照上述两者的经验，强化中华医学会在医师准入和退出管理上的作用。

---

[53] 在这里"行业组织"是一个相对宽泛的概念，既包含纯粹代表医生利益的组织，如英国医学协会（BMA），也包含承担制定行业技术标准、实施准入和退出机制、监管医生执业的组织，如英国医学委员会总会（GMC）。

[54] 胡林英. 我国医学专业行业自律问题初探. 中国医学伦理学，2006，12：24-26.

第二，为了保证行业组织处理医生问题（尤其是公众对医生的投诉）的“公正性”，英国、美国和加拿大的做法都是在相关组织的管理层引入“公众代表”。公众代表体现了民众的“社团力量”，是对专业组织力量的一种平衡。这个经验也值得中国借鉴，例如在加强医学会在医师准入和退出机制上的作用的同时，引入市民代表，并制定公开透明的处理程序。

第三，有学者认为，中国医生的行业组织发展缓慢，很重要的一个原因是这些组织在医生心目中的分量很轻(55)。从西方四国的经验看，行业组织的行动直接关系到医生的切身利益，其中最显著的表现便是行业组织代表医生与医疗费用支付方进行谈判，确定医疗服务价格等医疗服务提供过程中的重要问题。于是，这些组织在医生心目中的地位便“不可能”不高了。而在中国，类似的谈判机制并没有建立，也就很难让行业组织来反映其成员的心声了。

如果以上三个问题能够得到较好的解决，中国医师管理制度应该能够迈上一个台阶。

适当放宽医生的人事制度

英、美、加、德四国的医生都有比较“宽松”的执业空间。其中，美国和加拿大的医生最为“自由”，无论是全科医生还是专科医生，都可以以独立的身份与支付方签订合约，或是独立开业，或是利用医院作为工作场所。英国的全科医生和德国的开业医生也有类似的自由度。即便是英国和德国受雇于医院的医生，在受雇于医院的同时，也可以供职于其他的支付者，这种“自由度”与国内“医生多点执业”的提法有相通之处。

相比之下，中国的医生独立开业者甚少。从提供初级保健服务的社区医生到提供“高、精、尖”服务的医学专家，基本上都有固定的工作单位。尤其是公立医院的医生，以私人身份在其他单位执业往往被称作“走穴”，属于违规行为。

对放宽医生执业空间的担忧之一是医疗服务质量的问题。对此，西方四国提供了一些很值得借鉴的经验。例如，德国对兼职医生定期考核的制度。在德国，州医师联合会同当地的疾病基金协会负责兼职医生的定期考核工作，考核不合格的兼职医生会被取消资格，甚至影响其正常执业。再如，美国的医生信

(55) 高岚，陈晓阳，曹永福．医师协会行业自律：医学伦理建设的一个有效机制．医学与哲学（人文社会医学版），2007，7：24-26.

息公开制度。美国社会公众可以从州医学委员会获得医生的执业信息，包括某个医生是否有执业资格、其执业资格是否过期及是否及时更新；甚至可以了解某个医生的执业记录，包括在执业过程中是否有过医疗事故、是否曾经因为渎职或过失被法律惩处、是否因为渎职或过失而被医学委员会起诉或处罚、是否曾被其他机构或政府部门起诉、是否曾经因为医疗过失而被医疗机构拒绝其提供服务等。所有这些信息的公开，方便了公众选择医生；对医生而言，这毫无疑问是强有力的约束，这意味着医生一旦在医疗服务上出现问题，将会被记录在案，这些不良记录将会影响医生的整个职业生涯。

西方四国的医生都可选择"自由执业"身份，尤其是在美国，医院与医生之间的关系也非常"宽松"。在德国和英国的公立医院，医院的负责人有权聘用和解雇医生。相比之下，中国公立医院责任人即院长的人事权则小得多。在中国公立医院的人事制度中，医院属于事业单位，医生数量由上级人事部门严格控制。医院院长在中层干部的行政任免上有决定权，但没有直接辞退编制内职工的权力，增加编制和辞退职工都需要通过上级人事部门。在这种人事制度下，医院院长对医生进行管理是相当困难的。

在政府补贴不足的情况下，医院管理者需要通过医生提供有偿服务获得收入以维持医院的运营。医疗是一个高技术壁垒行业，医院管理者很难直接指挥医生的日常工作。管理者辞退"怠工"医生的成本极高，为了让医生提供服务，不得不采取计件式的奖金制度来激励医生，于是形成了颇具中国特色的"工资＋奖金"的薪酬制度。这种薪酬制度受到了很多批评，被认为是过度医疗的重要原因。然而，如果要改革这种薪酬制度，公立医院的人事制度必须首先作出改革⑤⑥（试看德国公立医院，实行薪资水平较高的固定工资制，在医院管理者有权解聘医生的人事制度下，医院运行的效率也是不低的）。

重视管理基础工具的建立和开发

西方发达国家工业化程度高。得益于其工商业管理的经验和信息化的高度发展，医疗卫生领域的管理应用了大量精细化管理的工具和方法。这些工具的使用，一方面提升了管理的效率，更为重要的是，搭建了管理者、医疗服务提

---

⑤⑥　中国的医疗政策很大程度上加剧了计件式奖金制度的弱点。中国的医疗服务价值控制制度已经形成了"新项目新价格，老项目老价格"的局面，激励医生提供更多的高价服务，而大大地减少基本服务的提供。

供者及其他利益相关群体进行对话的平台⑤⑦。随着中国医疗卫生领域信息化的发展，可以考虑引入那些在国际上对医疗服务管理有着积极作用的管理工具。相对于制度和政策而言，这些工具的开发和使用对"国情"的依赖程度低，所以引进这些工具的难度要比制度层面的借鉴容易。

哪些管理工具的引进需要优先考虑，这一直是业界争论的问题。而从医疗服务管理的实际情况看，最大的困难莫过于如何有效划分医疗服务的产出。从这个角度出发，至少有三个工具值得中国管理者关注：一是国际疾病分类编码（ICD）的"临床版本"，二是"疾病诊断相关组（DRGs）"，三是"医疗服务项目价值量表（RVU）"。这三个工具在不同的国家有不同的名称，但基本原理和应用方式是相似的。

ICD 编码是世界卫生组织提供的，主要功能是统计患病和死亡情况。尽管包括中国在内的许多国家在临床记录上都使用 ICD 编码，但根据实际使用的需要，对 ICD 编码进行了扩充。美国是最早提出"ICD 临床版"概念的国家，原因是服务于疾病统计的 ICD 编码与临床需要存在差距，尤其是前者不能准确地反映病情⑤⑧，这便不能区分临床工作的差异，也不能区分健康需求的差异。所谓"ICD 临床版"，是结合临床过程对 WHO 的 ICD 编码进行扩充，使 ICD 编码能够更准确地区分疾病临床过程的差异。

当然，由于 ICD 编码数量较多（诊断编码超过 20 000，操作编码超过 5 000），直接用于医疗服务管理并不方便。于是，需要在管理实践上应用更多的工具，也就是对 ICD 编码进行组合（如 DRGs），或以数量较少的医疗服务项目分类为基础构建管理工具（如 RVU）。DRGs 以"单次住院病例"为单元，RVUs 则以单个医疗服务项目为单元。这些管理工具共通的工作模式是根据疾病类型和（或）服务过程划分服务单元，然后再由诊疗工作难度和（或）医疗

---

⑤⑦ 国际疾病分类（ICD）临床版和疾病诊断相关组（DRGs）等病例组合（case-mix）工具的开发过程，均为管理者和临床医生共同参与的过程。这些最后得以在管理实践中应用的管理工具，无一例外是兼顾管理需要和临床实际的。无论是这些工具的开发过程，抑或是应用于管理实践的过程，都是管理者与服务提供者相互"妥协"、相互理解的过程。

⑤⑧ 由于在医师管理中直接使用 ICD 的情况较少，故本书前面的章节没有细述 ICD 编码的问题。然而，可以肯定的是，本书前面章节提到的美国和德国的 DRGs 系统是以 ICD 编码为基础的。之所以说 WHO 的 ICD 编码与临床工作的实际需要有差距，是因为 WHO 的 ICD 不能准确地区分疾病的临床严重程度或临床处置方式的差别。例如，同一类肿物由于其病理特征相同，在 WHO 的 ICD 中往往是一个编码，但同一类肿物，在身体不同部位出现，临床处置方式、方法上的差别往往是巨大的。

资源消耗强度赋予每一个单元"权重"，使不同单元之间的权重高低能够反映它们在工作难度或强度上的差别。

无论是不同疾病之间，还是不同医疗服务之间，无论是过程还是结果，都很难进行比较。但有"权重"作为"相对值"以后，可以去除医疗服务的"量纲"，不同医疗服务之间便变得"可比"了。于是，病例组合工具和医疗服务点值表既可以应用于医疗服务提供者工作量的计量，也可用于医疗服务的产出评价；而且，当这些工具与医疗服务单元价格关联起来后，就可以用于医疗服务定价或者核定支付医疗服务提供者报酬的额度。美国和德国在住院病例上对医院实施的按病例付费是借助 DRGs 完成的；而美国、加拿大和德国（门诊）对医生实行的按项目付费，是借助医疗服务项目点值表来实现的。

相比之下，一直以来中国在医疗服务价格上都使用"绝对值"定价，即直接认定某个医疗服务项目或某个疾病住院过程的具体价格，或给医疗服务提供者的货币补偿额。

显然，从管理的角度看，相对值定价要比绝对值定价便捷、有效。原因是，影响医疗服务提供者行为的是不同医疗服务之间的"比价关系"，而不是价格的绝对值。因此，直接利用"相对值"进行管理，显然更为直接。

小结

中国凭借着改革开放 30 年社会经济的飞速发展，在新一轮医药卫生体制改革中可以动用的物质条件较以往丰富了许多。然而，诸多的改革决策者和研究者都已经意识到，单靠物质的投入始终难以有效地改善中国医疗系统的绩效：一方面，需要在卫生人力的动员上下功夫，减少人员流动的制度性障碍；另一方面，更重要的是在"体制"和"机制"问题上有所突破。

引导医疗服务提供者合理处理"竞争"和"合作"的关系，可能是中国卫生体制改革高层决策者面临的重大课题。尽管业界对医疗领域的"竞争"态度不一（尤其是当"竞争"与"市场化"关联起来时），但很难否定"竞争"对提升效率的意义。卫生经济理论中对"竞争"带来负面效应的担忧，多源自医疗领域的"信息不对称"。于是，在信息壁垒相对较低且可以通过供求"重复博弈"进行规制的"初级保健"领域，适度引入竞争，同时强化初级保健提供者和二级保健提供者之间的合作，似乎是一条可以考虑的路径。当然，这也是西方四国一直在实践的路径。

另一个可以上升到策略层面的问题是，如何利用好中国有限的行政资源，有效地对医疗服务提供者进行规制。对医疗服务实行价格管制是中国一直坚持的做法。但从效果上看，中国政府为医疗服务项目以绝对值定价的模式，并未能抑制医疗费用的飞速上涨，反而扭曲了医疗服务提供的适宜性。而从行政管理的操作性上看，每个政府价格部门少数几个行政人员要规制数千个医疗服务项目的价格，其难度可想而知，是不可能实现精细管理的。

西方发达国家给中国的启示大致可以分为三个方面：第一，在技术层面构建医疗服务或医疗产出的相对价值，减少绝对值定价的敏感性，从而减少不同利益集团的分歧；第二，构建谈判机制，搭建各个利益集团的对话平台；第三，技术问题委托专业组织解决，政府从一线操作者退为二线评判者或规制的维系者。

基本观点和结论

　　西方四国尽管均为发达的工业化国家，医疗资源相对丰富，但是，无论是宏观的卫生系统还是相对微观的医师管理制度，均差异颇多。尤其是欧洲英、德之间和美洲美、加之间，更是大相径庭。可见，包括医师管理制度在内，国家和地区的制度除了与社会经济发展水平相关，还必定与特定文化传统、价值理念、地区环境密切相关。从国际比较的视角研究医师管理制度问题，并非也不可能照搬某国某地的模式，而是在接受理念和制度设计冲击之时，寻求启发和可供借鉴之处，然后立足于中国的国情加以调整和演化。

　　与西方发达国家相比，中国医师管理制度有两个突出特点：

　　第一，迫于资源压力，中国不得不更多关注"效率"问题。中国无论是人均床位数量、人均医生数量以及医生规范化受训的平均水平，都远低于西方发达国家。人力和物力资源是中国作为发展中国家的"硬约束"，不可能在短期内迅速改善。因此，中国需要利用比西方国家更少的人力和物力资源，诊治比西方国家更多的患者。从这个角度看，中国面临的医生管理"任务"要比西方发达国家"重"。这种沉重的管理任务，迫使中国决策者近三十年来固守"效率"这个基本点进行制度设计。这或许可以解释为什么中国普遍实行与医生工作量相关的"奖金"制度，而对给医生实行"固定工资制"，采取了比英国和德国更为谨慎的态度。

　　第二，受到社会发展模式和程度的影响，以及出于对以往制度路径的依赖，政府对医生管理的干预远多于西方国家。中国从计划经济向市场经济过渡。在医疗领域，公立医院一直是中国医疗服务的主力军。政府既在医疗服务价格管制、医疗资源区域卫生规划、公立医院医生编制控制等政策导向和行政措施上影响着中国医生的执业环境，而且在包括医生培养、准入、监管、医患纠纷处理等诸多管理环节上，卫生行政部门始终居于主体的位置。换言之，医师管理制度无论是在设计层面还是在操作层面，与西方发达国家相比，中国政府部门的干预显然更为广泛而深入。

　　这是中国医师管理制度不应该忽略的两个特征。而且，无论是中国医师制度的调整、改革抑或重新设计，这两点中前者应该成为变革的立足点，而后者则应当是变革的起点。换言之，一方面，设计中国医师管理制度的根本目的是提升中国医疗系统的"系统效率"。这个"效率"并非是某个医生或医院净收益的最大化，而是从医疗系统的角度来看，用较少的人力和物力诊治更多的疾病。这既要求医生努力工作，又要求医生根据患者的病情需要选择恰当而成本较低廉的诊疗方式。另一方面，诸如奖金制度等微观层面的设计固然与"效率"相关，但中国变革医师管理制度还需从宏观上进一步明确政府在其中扮演的角色，将政府有限的管理幅度转移到创造更有利于医疗系统效率提升的氛围这一核心上来。

一般意义上讲，"竞争"是提升"效率"的直接途径，在医疗服务提供者之间营造"良性"的竞争氛围，是医师管理制度的设计者需要重点关注的领域。所谓"良性竞争"，起码包含两方面的意义：一是竞争者之间关系相对对等，二是有竞争同时也有合作。西方发达国家在医师管理制度中，宏观层面采用"横向竞争，纵向合作"的组织模式，值得中国借鉴。西方国家这种模式的形成，是以其"全科医生"和"专科医生"区别培养教育模式为基础的。中国当前加强全科医生培养的努力，应当立足于将来改变医疗服务组织模式的高度设计全科医生的培养方案，让全科医生的知识技能结构满足这种"良性竞争"的需要。

中观层面，从提升政府管理能力的角度，西方国家的经验给中国最直接的启示是引入"病例组合系统"和"医疗服务点值表"等管理工具。这些工具以"相对值法"去掉了医疗服务单元的"量纲"，简化了对医疗服务提供者工作量及相应报酬的评定。这既提升了管理的精度，也降低了管理的成本。如上所述，既然中国医师管理的压力较西方发达国家更重，就更应该在提升管理效率上下功夫，引入并本土化这些国际上已经成熟的管理工具，并在管理实践中加以运用。

微观（医疗机构内部管理）层面，中国在"效率"的压力下，要求中国的医院放弃对医生实行"与工作量或贡献挂钩的奖金制度"的可能性不大。无论是"实行固定工资制"的英国和德国，抑或让医生以独立身份行医的美国和加拿大，可供中国直接借鉴的经验并不多。但是，西方发达国家的医师管理制度中，依然有两点可以供中国在医师管理的微观层面作参考：第一，对医师实行相对宽松的人事制度，同时恰当利用管理工具科学评价医生的产出；第二，适当推进医院内部的"医师组"模式，强化医院对医生绩效和薪酬的直接管理，促进医疗组织的扁平化。

附录一　医生工作量的测量

（改写自简伟研于 2009 年发表于《中国医院管理》的文章《科学测量医生工作量》）

无论是从医疗市场的宏观管理上来看，还是就医院内部的微观管理而言，准确测量医生工作量都有巨大的意义。医生提供医疗服务的工作量是衡量医疗服务价值和给付医生报酬的基础。因此，准确地测定医疗服务过程中医生的工作量，从微观角度来讲，是制定医务人员工作报酬制度的基础；从宏观上讲，是制定医疗服务宏观支付制度的基础。客观上，由于医生在医疗服务市场上处于主导地位，能否恰当评价医生的工作、有效地激励医生提供适宜技术，关系到医疗市场能否良好运转。因此，探索有效的评价医生工作量的方法，可以为医疗制度的制定提供重要的基础信息。

国内医生工作量测量研究现状

工作量测量的基本方法

"科学"地进行工作量测量最早可以追溯到泰勒时代 [90]。经典的工作量测量方法是把"工作"分为若干个单元，测量每个单元的时间。"标准工作时间"通常是用熟练工的平均工作时间来核定。这种方法沿用至今，甚至有学者直接将"工作量测量"定义为"时间研究" [91]。这个概念在医务人员工作量测量中也有应用。刘金峰等（2003）[92]、石兰萍（2005）[93]、杨辉（2008）[94] 等就把"护理工作量"定义为"护理工作时间"。

事实上，仅用"时间"来评价"工作"有着严重的局限性，因为相同的工作时间里，"工作强度"可能完全不同，所以完整的工作量测量起码应该把"工作强度"的测量包含在内。把工作按工作性质进行分类来评价工作强度是较为流行的方法。张鹏程等（2005）按照"高层"、"中层"和"基础"划分不同工作岗位并进行工作量测量 [95]。张惠霞（1995）通过对护理级别的划分（一、二、三级护理）来区分不同护理工作的强度差别 [96]；张莹等（2003）[97]、范艳敏（2008）[98] 按临床科室分层计算护士工作时间；周素鲜（1997）[99]、孙红等（2007）[100] 认为不同患者有不同的护理需要，对不同患者进行护理的工作强度不同，主张通过"患者分型"来区分不同护理工作的强度差别。区分不同工作类型后，测量各工作类型的工作时间，这是结合工作时间和工作强度测量工作量的基本方法。

国内医生工作量测量研究现状

从目前掌握的文献来看，国内的医生工作量测量研究远不如护理工作量测量研究常见。这可能是医生工作更为复杂、更难以测量的缘故。传统上衡量医生工作量的指标主要有两类：一是门诊接诊人次、管理患者数量等[101]；二是工作时间。目前对这些指标的应用也趋向"细致"。例如，庞连智等（2002）研究社区医生的社区家庭病床工作量时，把医生的服务细分为"上门路途"、"家庭诊疗"、"站内诊疗"、"病史书写"、"站辅助工作"等，分别计量工作时间[102]。有些医院在实践过程中还引入了其他相关指标进行"校正"，结合技术含量、风险、劳动强度等对工作量进行综合评价[103]。然而，这种"校正"只是建立在"科室"层面上，也就是说，利用这些维度进行科室分类，建立科室之间的差别指数；而在医疗服务项目层面上进行"校正"的研究及应用则鲜见报道。国内比较系统地从医疗服务项目层面分析医生工作的研究要数1998年张辉等人的工作。在他们的研究中，借鉴了哈佛大学"以资源为基础的相对价值量表（Resource Based Relative Value Scale，RBRVS）"研究的方法，做了两方面的事情：一是通过医务人员的问卷调查了解影响他们工作量的维度；二是选择部分医疗服务，通过医务人员的主观评价，估算这些项目的"相对成本"。此项研究在中国有开创性意义。原卫生部成本测算中心在该研究的基础上形成了一套"医疗服务项目成本相对值量表"，进而形成"成本测算软件"。有些省市利用这套软件进行医疗服务项目成本测算[105]。然而，关于这套相对值量表的评价研究笔者一直没有看到；而且，在此后的十年间，未见国内后续研究的报告，也未见国内有类似研究出现。

值得借鉴的"哈佛模型"

国际上很重视医生工作量的测量工作，其中不乏以工作时间作为主要测量维度的研究[106-107]。而在众多研究中，哈佛大学公共卫生学院的萧庆伦教授和他的团队在20世纪80年代末、20世纪90年代初提出的模型影响较大[108-110]。

"哈佛模型"测量医生工作量的维度

哈佛大学在进行RBRVS研究时，确定了一个比"工作时间＋工作强度"

更为细致的医生工作量测量模型。这个模型延续了"工作量差别源自患者病情差异"的思想，认为疾病的复杂性、严重性、发作时的剧烈程度、诊断和选择治疗方案时的难度以及出现医源性伤害的可能性等都会影响医生的工作。这些因素医生治疗患者时，体现为医生付出的体力劳动不同、治疗不同疾病要求的临床技能不同、消耗的工作时间长短不一、付出的精力以及精神压力各异，所有这些都会影响医生的工作量。哈佛模型把上述影响医生工作量的因素做了整合，归纳出医生体力付出、医生的工作时间、医生脑力付出和医生的精神压力四个衡量医生工作量的维度，具体如附图 1-1 所示。

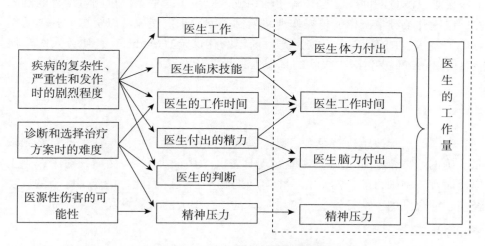

附图 1-1　哈佛大学医生工作量测量模型

（资料来源：William CH. Measurement and analysis of intraservice work. JAMA，1988，10：2362）

"哈佛模型"测量医生工作量的"相对值"法

哈佛模型引入了"相对值"的概念。"相对值"的基本原理是给不同的服务以不同的权重值（或者称为点数），不同的服务有不同的点数，这些点数的高低能够反映不同服务价值（或服务成本）的差异，去除了"量纲"以后，医疗服务产出便可直接比较[111]。例如，假设单纯阑尾切除的工作量用 100 表示，如果甲状腺切除的工作量是前者的 1.5 倍，那么就用 150 表示。

使用相对值的方法测量工作量是"哈佛模型"多维度测量医生工作量设计的内生需求。因为在上述"工作时间"、"体力付出"、"脑力付出"和"精神压力"四个维度中，唯有"工作时间"容易测量出"绝对值"——完成某项操作一般需要多少小时多少分钟，其他三个维度则很难用一个带量纲的尺度来测量和评价。然而，作为一线临床工作者，当他们明白了这些维度的具体含义以后，凭借临床工作经验，比较不同服务项目或操作之间体力付出、脑力付出及精神压力之间的差异是可以实现的。因而，在实际测量过程中，无论对哪个临床学科进行测量，"哈佛模型"的使用者总是先选择一个在该学科常见的服务或操作作为基准，让医生比较其他服务或操作与基准的差别，进而确定其他服务的"相对值"。一旦基准服务或操作的工作量确定，其他服务或操作根据"相对值"便可确定工作量。

总的来说，"哈佛模型"贡献有二：一是更加细致地描画了医生的工作，建立了评价医生工作量的多个维度；二是合理使用"相对值"法，克服了医生工作量难以测量的问题。这二者相辅相成，提高了医生工作量测量结果的准确性，也提升了测量工作的可操作性。哈佛模型后来发展成"以资源为基础的相对价值量表（RBRVS）"，成为美国老年医疗保险（Medicare）和穷人医疗保险（Medicaid）支付医生报酬的基本工具[109]。

小结

中国的医疗改革进行至今，已经进入了深层次阶段。深层次的改革必须依靠准确的数据信息做支持，才能实现真正的"循证决策"。然而，对于医生工作量而言，中国目前仍然缺乏一个有效的测量工具。因此，借鉴国际上的成功经验，结合中国国情开发这一测量工具，具有很大的现实意义。

附录二 医生管理制度的变革与执行

——以 NHS 全科医生支付合约为例

（原始资料来自 2008 年《英国国家统计局财政评估报告》，由本书作者进行了改写）

在英国的国家卫生服务体系（NHS）中，初级保健信托机构（PCTs）负责雇佣全科医生（GPs）。受雇的全科医生需要与 NHS 签订一个工作合同，按照合同的约定，提供初级保健服务。自 20 世纪 90 年代 NHS 将"合同"引入"内部市场"以来，它就成为维系支付方和服务提供者的基本方式。合同的条款和模式随着时间的推移有所改变。

在 1998 年之前，大多数全科医生在全国性的"全科医疗服务（GMS）合同"约束下工作。全科医生与国务大臣签订独立的 GMS 合同，基于注册患者的数量及提供的服务量获得补偿。这种订约方式被认为不能很好地反映患者的需求。于是，1998 年英国卫生部试行"个人医疗服务（PMS）合同"。PMS 合同允许全科医生更加灵活地与初级保健信托基金会（PCT）进行协商，在医疗服务质量标准以及满足当地居民的特殊需求上制定更多有针对性的条款。

2001 年，卫生部与全科医生的代表机构，即英国医学协会（BMA），达成一致意见，借鉴 PMS 合同的模式，调整 GMS 合同。本文对新旧 GMS 合同的条款进行了比较，并就使用新 GMS 合同后医生收入和 NHS 初级卫生保健服务的变化进行了阐述。

协议的内容

GMS 合同涵盖了全科医生可以获得收入的各个维度：核心服务、额外服务、加班（在非工作时间工作）、对高质量服务的奖励等。与旧 GMS 合同相比，新 GMS 合同的特点在于：第一，从与单个全科医生签约，变为与全科医生诊所（可以是一个全科医生单独开业，也可以是多个全科医生联合开业）签约；第二，将工作时间和非工作时间分开，使全科医生在非工作时间提供的急诊服务活动得到专项补偿；第三，在鼓励服务提供者提升服务质量上，显著增加经济激励的力度。具体如附表 2-1 所示。

附表2-1　新旧GMS合同内容的比较

PCT与GP协议的维度	相关条款	
	旧GMS合同（与单个GP签订）	新GMS合同（与GP诊所签订）
核心服务资金	根据单个GP注册登记的服务人口数和GP提供的每一项服务进行计费，加基本开业津贴	每一个GP诊所获得提供基本服务的补偿资金。这个补偿资金的计量按照全国统一的方式，既考虑到在这个诊所登记的人口规模，同时也考虑登记人口的年龄和保健服务的需要，然后确定这个资金的总额。"最低开业收入保障"可以作为这个合同的补充，GP诊所可以按照"最低开业收入保障"的规定与PCT协商，保证在签订合同的头几年不减少补偿资金的额度
其他服务的提供	GP提供一定范围内的额外服务可以获得补偿	通过灵活的合同结构，允许GP诊所和PCT之间协商，选择能够满足特定患者需要的服务组合
非工作时间的服务	GP需要在工作时间以外的时间里提供服务（如果患者需要）。但实际上许多GP设法避免在工作时间以外提供服务	在规定的工作时间（上午8:00到下午6:30）内，医生需负责整个初级医疗保健服务。非工作时间的急诊服务责任在新合同中移除了。如果PCT雇佣GP在非工作时间（工作日下午6:30到第二天上午8:00、周末和银行假日）提供急诊服务，需要单独签订专门的合同进行规制
质量奖励	部分小额资金可用于对质量提升的奖励	GP诊所服务质量的高低将根据"质量和产出框架（QOF）"进行度量，并予以相应的经济激励。新合同资金中的10%~15%可用于奖励高质量的服务
员工	给GP的报酬取决于GP自己，因此不会激励GP发展其他员工	给诊所的报酬与护士及其他临床员工的工作相联系 [通过"质量与产出框架（QOF）"]，鼓励在诊所内混合发展多种服务技能

来源：英国卫生部

在新合同下全科医生的收入变化

所有的全科医生，包括 37% 依然在 PMS 合同下工作的全科医生，在新的GMS 合同引进之后，收入显著增加。

对于那些由单个全科医生独立经营的诊所，这个全科医生有权根据诊所的收入来决定诊所内其他雇员的薪资。如果诊所经营效率较高，开业成本较低，诊所能够用于分配的资金就越多。对诊所其他成员获得的报酬并没有具体的规定，于是不同诊所之间，全科医生的合作者和其他雇员的收入差别很大。

在新 GMS 合同执行的头三年，英国 GPs 的税前收入（包括来自 NHS 的收入和来自私人保险的收入）增加了 58%（从 2002—2003 年度的 72 011 美元上升为 2005—2006 年度的 113 614 美元）。一个 GMS 和 PMS 合作伙伴的平均工资分别上升到 110 054 美元和 121 375 美元。这不包括在非工作时间提供保健服务时获得的收入。而作为医疗服务团队一部分的临床护士和领取固定工资的全科医生，其薪酬却没有同等程度的上涨，其上涨幅度大致与通胀持平甚至低于通胀。

领固定工资的全科医生的平均收入是 46 905 美元，新合同实行以来只上涨了 3%。但是，这个数字并不代表全职薪金的平均水平，因为许多领取固定工资的全科医生只是在兼职工作。卫生和社会保健信息中心于 2007 年 7 月发表的工作量调查结果表明，领固定工资的全科医生每周平均工作 23.8 小时。这表明，一个全职的领固定工资的全科医生年收入在 74 000 美元左右。

NHS 是否从新合同中受益

卫生部在 2002 年给财政部的 "NHS 运营状况报告" 中，列举了预计新合同会带来的 13 个益处。2005 年前后的调查发现，不同部分的进展情况差异很大。

收入的提高促进了全科医生数量增长（前 3 年全职人数达 1 950 名），从而提高了全科医疗的可及性。自 2003 年 3 月以来，GP 招聘和留用情况已有所改善，数量从 26 833 人提高到 30 931 人（自 2002 以来，全职人数增加 15.3%）。同时，GP 的职位空缺较少，包括在以前招聘困难的地区，很少有 PCT 报告存在明显的招聘问题。

卫生部提供的案例显示，新合同实施后，NHS 产出有所增加（较上一年提升 1.5%）。国家统计局（ONS）随后研发了以保健服务质量作为调整变量测量产出的方法。用保健服务质量做调整后发现，自 2003 年以来，NHS 的产出不断下降；2004—2005 年，GP 服务和生产率下降了 2.5%。事实上，在家庭医生诊所进行咨询的数目不断增加，但仍比成本上升率要低很多。

虽然在家庭医生诊所进行咨询的总数增加了，但是每个 GP 提供咨询的数量却在减少。这种变化的主要原因是护士提供咨询的总数和整体比例在增加。护士承担了较多处理一般个案的工作，使 GPs 专注于更复杂的情况，所以 GPs 提供服务的平均时长在增加。

前3年，GPs每年都取得了较高的QOF。2006年7月，在英国QOF更是达到954.5点，1 000个可用的QOF点竟然使用了95.5%。更早的数据表明，QOF的引进使对一些需要长期护理的慢性病患者的护理出现小幅度改善，如哮喘和糖尿病患者。同时，一些学术评论强调：GPs可能集中精力于获得QOF点数而牺牲其他患者的需要。因此，现在就新合同对服务质量的影响尚有待进一步观察。

附表2-2 国家审计机关对卫生部给予英国财政部其经营情况和福利进展报告的评估

	预期收益	进展日期
增加NHS生产率	与不改变合同相比，总产出第1年将增长1.5%，3年内增长率达到4.5%，接下来的8年还将持续增长	进展尚未得到证实。由国家统计局估算的NHS生产率表明，新合同从2003年推出以来，生产率有所下降。家庭医疗服务在2003—2004年，生产率下降2.8%（质量调整后）；2004—2005年，下降2.2%。2006年无质量调整的生产率估算，但未调整生产率的计算表明，2005—2006年生产率有所提高。如果用"活动"等作为指标衡量产出，发现在家庭医生诊所看病的患者数量增长率远低于成本的增长
重新规划患者所在片区的服务	根据当地居民的需求分布，灵活规划患者医疗服务	进展尚未得到证实。"开业最低收入保证"支付补偿给全科医生，以保证其收入不会明显低于以往水平，并不用再资助贫困地区。学术评论和其他统计信息（如死亡数据）表明，"质量与产出框架（QOF）"尚未解决医疗资源不平等问题。在贫困地区，QOF的指标较低，但不太显著，但其他一些指标（如与精神疾病患者治疗相关的指标）则显著差于非贫困地区
	患者可以更加自由地选择自己的全科医生，及调整找全科医生咨询的时间长短。患者的满意度将与医生的收入相联系	就医可及性已有所提高，但仍存在改善的空间。88%的患者都能够预约到自己选择的家庭医生，平均咨询时间长度有所增加。然而，有些全科医生诊所限制患者提前48小时以上预约医生。QOF包含对患者满意度的测量，但是不会因为满意度高就奖励医生。目前患者的满意度与新合同实施前记录的满意度相比，没有发生变化
	提供现代化的设施资源以支持初级保健，其中包括现代化且适当的场所	虽然新GMS合同没有鼓励改善家庭医生诊所的具体机制，但已投入额外资金用于医疗场所的改善。卫生署投入更多资金用于改善行医场所，其中的部分资金分配给了PCTs

续表

	预期收益	进展日期
合理规划岗位	继续促进临床多技能组合，鼓励医生、护士和健康保健辅助人员发挥各自作用	促进技能组合已取得一定进展，但对于降低花费及提高保健服务质量的影响尚不清楚。咨询数量和护士承担的工作有所增加。过去全科医生工作的一部分由护士来承担，这样全科医生就有更多的时间处理更为复杂的工作
高质量保健及将支付与绩效相关联	"质量与产出框架（QOF）"更强调奖励高质量的服务，注重产出和质量，而非投入。赋予地方灵活调整合同内容的权限，于是提供高质量服务的医生将得到相应的奖励	已经专门建立了一个系统把质量与资金补偿关联起来，但在设计上依然需要改善，以便更好地反映保健服务的结果。由于有证据显示，在哮喘和糖尿病控制方面的改善不显著，因此，尚未能确定QOF是否带来质量的改善。目前如何发挥在QOF的策略尚未明确，因此，可以考虑利用地方上合同的灵活性来实现QOF的功能
	通过激励全科医生在临床管理上投入时间和精力，促进临床管理与服务的改善。	鼓励全科医生通过QOF改善临床管理已取得一些进展。全科医生把更多的时间用于临床管理。然而，有研究报告指出，并非所有PCT雇佣合同都鼓励全科医生改善临床过程和提升管理效果，一些没有合同约束的员工并不遵守临床管理的规则
减少行政成本	降低付费和补贴系统的复杂性，以持续达到预期效益	在降低付费系统复杂性方面已取得一些进展，但是大部分全科医生和PCT（76%的GP和58%的PCT）依旧认为新合同不会降低行政成本，主要是因为管理QOF和基本服务以外的服务需要增加管理投入
扩展患者服务范围	减少对二级保健的压力，通过强化GPs的专科服务能力，提供更好的连续性保健服务	在提供新的服务上已经取得了一些进展。新合同给PCTs提供了必要的手段，委托当地全科诊所提供一些先前由二级保健机构提供的服务
	解决资金分配的不平等现象将意味着GP诊所有可能提供更全面的服务，减少患者前往医院进行检查和治疗	这已经取得了一些进展，而且新的合同给GPs提供了不到医院就可以开展更广泛服务的机会，例如皮肤科疾病的诊治。然而，很少有PCTs能最大限度地利用这些机会，委托当地GPs根据患者的需要提供这些原来要在医院才提供的服务

续表

	预期收益	进展日期
总体参与程度	在合同的第1年，全职的全科医生数量增加300名，在3年内增加550名	已取得良好进展。在合同生效的前3年，GPs的人数增加了2 623名。然而，这期间其他一些部门出台的政策也可能有助于增加GPs的数量。因此，目前尚不清楚新合同对这一改善做出了多少贡献
招聘和留用	引进更先进的GPs职业结构，涉及三层系统，反映工作的强度、熟练程度和经验。引入与工作挂钩的奖励制度和养老金审查制度，承诺在工作生涯晚年给NHS医生提供更好的报酬	增加GPs的数量上已取得良好进展。然而，合同能否帮助保留员工还有待观察。新合同在按资历支付薪资计划中的投入增加30%，并对养老金进行回顾性分析，以确保GPs在前期工作的贡献能够在未来得到反映。然而，一些GPs的报告指出，年轻GPs越来越难以成为合作伙伴
提高全科医生的满意度和积极性	增加GPs的就业选择，例如工作份额或在家工作的时间	已经取得了一些进展，但GPs满意度的增加并非一直持续。GP满意度的提高持续到2005年，取消非工作时间的劳动是提高GP满意度的重要因素。兼职GPs的数量增加，反映了GPs就业选择的增加。然而，2007年的调查显示，GPs的满意度开始下降

资料来源：卫生部和国家审计署

附录三 诊断相关组（DRGs）发展和应用的国际经验

（改写自简伟研于 2011 年发表于《中华医院管理杂志》的文章《诊断相关组（DRGs）的发展与应用》）

"诊断相关组（diagnosis-related groups，DRGs）"诞生于 20 世纪 60 年代末的美国[110]。于 20 世纪 80 年代应用于美国的"老年医疗保险（Medicare）"的支付制度改革，此后传入欧洲、澳洲及亚洲部分地区，在世界范围内广泛应用[111]。中国的学者自 20 世纪 80 年代末开始关注 DRGs，随后进行过大规模的研究[112]。最近，随着中国新一轮卫生体制改革的推进，一些基础条件较好的地区（如北京），开始将 DRGs 应用于医疗管理的实际工作当中[113]。30 年以来，DRGs 发展和推广应用的步伐迅速，当中有许多经验值得总结，有很多问题值得探讨。

DRGs 的本质

DRGs 关注的基本问题

关于 DRGs 的起源，大概可以追溯到 20 世纪 20 年代医疗服务当中的一个实际问题，即"如何比较出医疗服务提供者的优劣以便作出适当的选择"。回答这个问题的核心困难在于，不同的医疗服务提供者之间收治患者的数量和类型不同，难以直接比较[114]。为了应对这个困难，"病例组合（case-mix）"的概念就诞生了。"病例组合"将临床过程相近和（或）资源消耗相当的病例分类组合成若干个组别，组与组之间制定不同的"权重（weight）"[115]反映各组的特征。于是，同组之间的病例可直接比较，不同组的病例经过权重的调整后再进行比较，这个过程称作"风险调整（risk-adjustment）"[116]。

DRGs 的理念和方法

DRGs 是众多"病例组合"中的一种，也是应用于管理领域的"病例组合"中最为著名的一种[111]。不同"病例组合"之间的区别，主要是分类理念和方法的差异。DRGs 的基本理念是：疾病类型不同，应该区分开；同类病例但治疗方式不同，亦应区分开；同类病例同类治疗方式，但病例个体特征不同，也应区分开[117]。

为了实现上述分组理念，疾病类型通过疾病的"诊断"来辨别，治疗方式通过"操作"来区分，病例个体特征则利用病例的年龄、性别、出生体重（新生儿病例）等变量来反映[118]。由于病例数量和类型众多，DRGs 的分类过程需要借助计算机来完成。而要使用计算机，就需要对疾病的诊断和操作进行编码。于是，DRGs 系统通常需要以"国际疾病分类（ICD）"编码为基础[111]。

DRGs 本质

人们认识 DRGs，往往是从美国把 DRGs 应用到"老年医疗保险（Medicare）"支付制度改革当中。于是，DRGs 在很多人眼中是一种"支付模式"。然而，如上所述，DRGs 的实质是"病例组合"的一种。它既能用于支付管理，也能用于预算管理，还能用于质量管理[119]。第一代 DRGs 的发明者 Robert B. Fetter 说，他开发 DRGs 的目标是试图"建立一套病例分类体系，使同组中的病例医疗服务产出的期望相同"[100]。医疗服务管理核心困难在于，医疗服务产出（治疗的病例及其治疗结局）类型众多，划分不清楚便难以针对不同的"产品"进行绩效控制和定价。而 DRGs 恰恰以划分医疗服务产出为目标，正符合医疗服务管理的需要；而这也可能是它在管理领域应用广泛的原因。从本质上说，无论是"支付模式"、"预算方案"抑或"质量控制手段"，都不能全面概括 DRGs 系统；DRGs 的本质是一套"医疗管理的工具"[119]。

DRGs 的发展历程

DRGs 的开发、应用和推广

第一代 DRGs 系统于 1967 年由美国耶鲁大学 Robert B. Fetter 及其团队开发（以下称"Yale DRGs"），此后逐渐在医疗管理研究中应用。20 世纪 70 年代末，将 Yale DRGs 应用于美国新泽西州的支付制度试点改革中，随后进行了改版。1983 年，美国国会立法，老年医疗保险（Medicare）应用基于 DRGs 的预付费制度（DRGs-PPS）[120]。随后，DRGs 陆续被欧洲、澳洲和部分亚洲国家引进，应用于这些国家的医疗服务管理当中。在 2003 年，有研究报道称，世界上应用 DRGs 的国家超过 25 个[111]。加上最近几年的发展，估计目前全世界应用 DRGs 的国家已经超过 30 个。

在 DRGs 被世界各国引进并应用的过程中，产生了多个本土化的 DRGs 版本，例如澳洲的 AR-DRGs、芬兰等北欧国家使用的 Nord DRGs、英国的 HRG、法国的 GHM、德国的 G-DRGs 等[111]。再加上美国本土的 DRGs 在不断发展，产生出 CMS-DRGs、AP-DRGs、APR-DRGs 等多个版本[121]。据不完全统计，目前这些版本总计超过了 25 个，形成了所谓的"DRGs 家族"（如附图 3-1 所示）[122]。在 DRGs 家族中，2008 年开发完成的北京版 DRGs（BJ-DRGs）主要"师承"的是美国的 AP-DRGs 和澳大利亚的 AR-DRGs。

不同版本 DRGs 的区别和联系

20 世纪 70 年代末，美国新泽西州试点应用以后，DRGs 在编码系统和分组规则上都进行了比较大的调整；尤其是在团队中加入了临床医生，使改版后的 DRGs 在"临床可接受性"方面大大提升[123]。自此，DRGs 的分组过程基本定型，即分三个步骤：第一步，将大部分病例按照解剖系统分为"疾病大类（MDC）"；第二步，从 MDC 细分为基干 DRGs（ADRGs）；第三步，从 ADRGs 再次细分为 DRGs。MDC 划分的过程通常只使用主要诊断编码。从 MDC 到 ADRGs 过程则会同时使用主要诊断编码和主要操作编码；而从 ADRGs 到 DRGs 这个过程会用到其他诊断和操作，以及反映病例个体特征的其他变量。

不同版本 DRGs 的区别，主要体现在分组设计的细节问题和编码系统的使用上。本节以美国 AP-DRGs、澳洲 AR-DRGs 和北京 BJ-DRGs 的比较为例，展示不同版本 DRGs 在设计要点上的区别。如附表 3-1 所示，这三个版本的主要区别在于以下四个方面[118,124]：

第一，在 AR-DRGs 中，人类免疫缺陷病毒（HIV）感染病例、其他传染病和寄生虫感染病例一同归为 MDC18 中，而多发严重创伤、伤害、中毒病例一同归为 MDC21。然而，在 AP-DRGs 和 BJ-DRGs 中，HIV 感染病例和多发创伤病例是两个独立的 MDC。于是，AP-DRGs 和 BJ-DRGs 拥有 25 个 MDC，而 AR-DRGs 只有 23 个 MDC。

第二，AP-DRGs 使用 ICD-9 诊断和操作编码，而 AR-DRGs 使用 ICD-10。与之不同的是，BJ-DRGs 的诊断编码用 ICD-10 而操作编码用 ICD-9。值得注意的是，DRGs 虽然使用 ICD 作为依据，但是在实际应用时，往往不直接使用 WHO 的 ICD，而是在 WHO 的 ICD 基础上构建本地的临床版本（如美国的 ICD-CM、澳大利亚的 ICD-AM 及北京的 ICD-BM）。

第三，AP-DRGs 将 DRGs 分为内科类和外科类；而 AR-DRGs 和 BJ-DRGs 除了内、外科的划分外，将非手术室手术的病例单列为一类 DRGs。

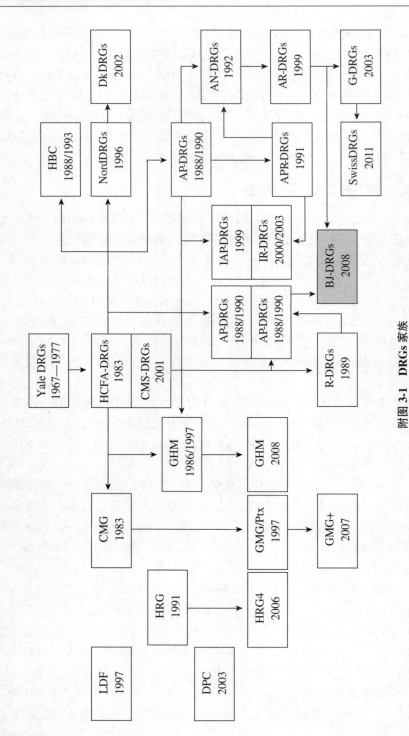

附图 3-1　DRGs 家族

（资料来源：Urs Brügger. Impact of a Diagnosis-Related Groups（DRG）reimbursement system in an acute in-patient hospital setting：A literature review [EB/OL].[2011-8-16].[2011-9-11]. www.ssphplus.ch/IMG/pdf/DRG_Plenary_Urs_Brugger_16.08.2011.pdf）

附表3-1 AP-DRGs、AR-DRGs和BJ-DRGs的分组设计要点比较

设计要点	AP-DRGs	AR-DRGs	BJ-DRGs
第一层结果	1个pre-MDC加25个MDC	1个pre-MDC加23个MDC	1个pre-MDC加25个MDC
诊断编码	ICD-9-CM	ICD-10-AM	ICD-10-BM
操作编码	ICD-9-CM	ICD-10-AM	ICD-9-BM
内外科部分的划分	内科类DRGs和外科类DRGs	内科类DRGs、外科类DRGs和非手术室手术类DRGs	内科类DRGs、外科类DRGs和非手术室手术类DRGs
合并症和并发症（CC）计分	所有的DRGs使用同一张CC表。CC分为三个级别，即没有CC、一般CC和严重CC	不同DRGs有不同的CC表。CC分为四个级别，即没有CC、中度CC、严重CC和极重度CC	所有的DRGs使用同一张CC表。CC分为三个级别，即没有CC、一般CC和严重CC
当日出院病例组	没有	有	没有

注：pre-MDC是指"前期分类MDC"，主要包含了器官移植、使用呼吸机维持治疗等的病例。ICD-10-BM和ICD-9-BM分别是北京地区对ICD-10和ICD-9编码的临床改良版本。

第四，大多数的DRGs版本都会对"并发症和合并症（CC）"分级（利用除主要诊断外的其他诊断来判别）。这三个DRGs也不例外。它们之间的区别是，AP-DRGs和BJ-DRGs中，所有的DRGs都使用同一张CC表，潜在假设是CC表中各类合并症和并发症对不同DRGs组的影响是相似的；而AR-DRGs则将CC表中的合并症和并发症与DRG本身关联起来，使同一个合并症或并发症对不同的DRG有不同分数。

DRGs的应用及原理

DRGs的应用方式和范围

如前所述，尽管许多人是通过支付制度认识DRGs的，但DRGs本质是一个医疗管理工具，因此，其应用范围很广。DRGs应用的大致分类可以分为医疗费用管理和医疗绩效管理两大类。

医疗费用管理

DRGs应用于费用管理上最著名的案例要数其在美国老年医疗保险（Medicare）上的应用。美国Medicare自1983年起，购买医疗服务的计费单

元是患者的一次住院（episode）[125]。不同的病例分属于数百个 DRGs，每个 DRGs 有不同权重，这个权重反映不同 DRGs 病例花费的差别。于是，虽然从诊断和操作上看，病例类型以超过 10 万计，但利用 DRGs 系统，可将病例类型压缩为数百个，不同类型通过权重的差异进行区别定价，大大减少交叉补贴的发生[125]。

目前，美国不仅 Medicare 在使用 DRGs，很多其他健保机构也在使用，只不过这些机构根据自身客户群和定点医疗服务提供者的特点，设定费率并调整 DRGs 的权重。其他国家，如德国、匈牙利等，也执行基于 DRGs 的按病例付费制度。而在新加坡，其按天计费制度中，利用 DRGs 进行风险调整。在法国、爱尔兰、挪威等国家，则利用 DRGs 进行医疗机构的预算管理[111]。

医疗服务绩效管理

目前国际上著名的医疗服务评价体系中，都可以看到 DRGs 相关的指标。著名的"国际质量指标计划（IQIP）"，计算"住院死亡"、"非计划再入院"等指标时，都将 DRGs 作为风险调整工具[126]。"低死亡风险 DRGs"的死亡率作为医疗安全的一个重要指标，广泛用于美国、澳大利亚和多个欧洲国家[127-128]。美国"卫生保健研究和质量中心（AHRQ）"对医疗安全提出的一套重要指标是，建立一整套与 APR-DRGs 关联的用于医疗服务质量评价的软件[129]。

在国内，北京市卫生行政部门自 2008 年开始，就在各项医疗服务绩效评价中使用 DRGs。2008 年以来，北京市卫生局每一年都对北京地区 150 多家医疗机构住院服务绩效进行总体评价，评价维度涉及服务范围、服务效率和服务质量。在对医疗服务城乡对口支援效果评估中也使用了 DRGs。此外，在原卫生部领导开展的"重点专科评价"等工作中，北京市卫生局也使用了 DRGs。

DRGs 应用的范围与限制

值得注意的是，任何一个病例组合系统都有其特定的应用范围，DRGs 也不例外。由于 DRGs 的分类基础是诊断和操作编码，因此，只有那些诊断和治疗方式对病例的资源消耗和治疗结果影响显著的病例，才适合使用 DRGs 作为风险调整工具。一般而言，急诊住院病例属于此种类型。而门诊病例、康复病例、需要长期住院的病例，DRGs 往往不适用。对于那些诊断相同、治疗方式相同，但资源消耗和（或）治疗结果变异巨大的病例，DRGs 也不适用。精神类疾病属于此类。例如，同样诊断为"精神分裂症"的病例，有的只住院两周便出院，有的住院时间则超过 1 年[130]。这也是那些将 DRGs 应用于医疗费用管理的国家和地区，往往"豁免"或"除外"精神类疾病的原因[131]。

病例组合系统经过了长期的发展，那些不适合使用 DRGs 进行风险调整的病例类型，基本上都有了对应的病例组合工具。例如，门诊病例有"门诊病例分组系统（APG）"[132]、康复病例有"资源使用分组系统（RUG）"等[133]。事实上，中国既然计划将病例组合系统引进到医疗管理当中，除了目前开发的 DRGs 以外，有必要对其他病例类型也进行相应病例组合系统的探讨，以保证更为全面地实现科学有序的病例管理工作。

DRGs 应用的基本原理

DRGs 权重

使用 DRGs 第一个需要解决的问题是 DRGs（weight）的权重设定问题。一般来讲，权重可以通过以下公式初步算得[134]：

$$某\, DRG\, 的权重 = \frac{该\, DRG\, 病例的平均费用或成本}{本地区所有病例的平均费用或成本}$$

当然，考虑到数据的分布及其他外部影响因素，还需做相应的调整，如适当去除特殊数据点（或称限外值，outlier）[135]。

一般成熟的 DRGs 系统，都有一个委员会负责审定权重值的初步结果[136]。委员会中包含临床、经济、管理等领域的专业人士，评价不同 DRGs 的权重设定是否恰当反映不同 DRGs 之间的关系（如技术难度、资源消耗等方面的差别）。如果 DRGs 用于支付，DRGs 的权重可能还需要经过支付方和医疗服务提供方的协商[137]。

费率

有了 DRGs 的权重值后，DRGs 应用于费用管理的基本工作模式如下[136]：

$$总费用 = 费率 \times \sum_{i=1}^{n} (DRG_i\, 的权重 \times DRG_i\, 的例数)$$

其中，n 为该地区 DRGs 的总数。

当总费用是"既定"的时（例如健保基金当年住院费用支出总预算），利用历史数据（例如过去一年或过去三年的均值）推算各 DRG 的期望例数，于是"费率"便可以得到。这个"费率"的重要含义是：如果地区内不发生特殊情况，患者对住院服务的利用比较稳定，则当年的住院服务花费不会突破预先设定的"总费用"。这也是 DRGs 能够应用于预算管理的重要原因。

另外，得到费率及权重以后，便可以实行"基于 DRGs 的按病例付费（DRGs-PPS）"。此时，某个病例医疗费用的计算方法是[136]：

某病例的医疗费用 = 费率 × 该病例所在 DRG 的权重

也可以实行基于 DRGs 的对医疗机构的"总额预付"。此时，总额预付额的计算方法是[136]：

$$某医院的预算 = 费率 × \sum_{i=1}^{k} (DRG_i\ 的权重\ ×\ 该医院\ DRG_i\ 的例数)$$

其中，k 为该医院出院病例覆盖的 DRGs 数量。

病例组合指数

"病例组合指数（CMI）"是评估医疗服务提供单位（医院、科室、医师组等）绩效时常用的指标，而且在绩效评价计算其他指标值时，往往使用它进行调整。DRGs 的权重反映的是一个 DRG 的特征，而病例组合指数反映的则是一个服务提供单位收治病例的总体特征。其计算公式如下：

$$CMI = \frac{\sum_{i=1}^{k} (DRG_i\ 的权重\ ×\ 该服务提供单位\ DRG_i\ 的病例数)}{\sum_{i=1}^{k} 该服务提供单位\ DRG_i\ 的病例数}$$

可以看出，病例组合指数与该单位收治病例的类型（以 DRGs 权重来反映）密不可分。如果该单位收治病例中技术难度大、资源消耗多（在数值上的表现为权重值高）的病例比例高，其 CMI 值就大；反之，难度低、花费少的病例占的比例高，则其 CMI 值就小。

小结

DRGs 是一个重要的医疗管理工具。在中国呼唤医疗服务科学管理的今天，在新一轮卫生体制改革向纵深发展的当下，DRGs 毫无疑问将会在医疗管理的实践中发挥其应有的作用。DRGs 的基本功能是通过"风险调整"较为恰当地划分医疗服务的产品，使管理者在有限的管理幅度下能够较为全面和准确地把握不同医疗产品的特征、不同医疗服务提供者的绩效以及医疗资源消耗的分布情况。正因为如此，DRGs 既可以在微观的费用支付、服务单位绩效评价中使用，也可以在宏观的预算管理、资源分配和绩效管理政策中使用。

DRGs 要充分发挥其积极作用，除了有专门技术力量对 DRGs 系统实施持续改进以外，使用者需要在以下三个方面作出努力：第一，由于 DRGs 是基于数据进行工作的，需要保证病案数据的质量和标准化；第二，从病例类型上看，DRGs 有其适用范围，因此，使用者需要准确把握 DRGs 的特性，恰当使用；第三，对于那些不适用 DRGs 的病例类型，有必要投入力量开发其对应的病例组合，在医疗服务系统管理中，形成多种病例组合工具配合使用、相得益彰的局面。

主要参考文献

[1] Careers in medicine. National Health Services. [2012-06-24]. http://www.nhscareers.nhs.uk/explore-by-career/doctors/careers-in-medicine/

[2] British Medical Association. Contract documentation. [2012-9-25]. http://bma.org.uk/practical-support-at-work/contracts

[3] General Medical Services. [2012-10-15]. http://www.lmc.org.uk/guidance/information-for/default.aspx?dsid=71.

[4] Royal College of General Practitioners. Investing in General Practice: the New General Medical Services Contract. [2012-06-24]. http://webarchive.nationalarchives.gov.uk/+/www.dh.gov.uk/en/Publicationsandstatistics/Publications/PublicationsPolicyAndGuidance/DH_4071966

[5] British Medical Association. GP job planning guidance. [2012-10-5]. http://bma.org.uk/-/media/files/pdfs/practical advice at work/job planning/gpsjobplanni

[6] Royal College of General Practitioners. Profile of UK General Practitioners. [2012-06-24]. http://www.rcgp.org.uk/

[7] Model salaried GP contract for a GP employed by a GMS practice. [2012-10-20]. http://www.bma.org.uk/employmentandcontracts/employmentcontracts.

[8] Remuneration of all physicians. [2012-10-15].http://www.ecosante.org/OCDEENG/250010.html.

[9] Consultants contracts FAQs, November 2007. [2012-09-30]. http://www.bma.org.uk/employmentandcontracts/employmentcontracts/consultantscontracts/CCSCfaqs.jsp.

[10] Honorary Consultant Contract (England), March 2008. [2012-09-30]. http://www.bma.org.uk/employmentandcontracts/employmentcontracts.

[11] Press information briefing: the consultant contract, December 2007. [2012-09-30]. http://www.bma.org.uk/employmentandcontracts/employmentcontracts/consultantscontracts/pressinfobriefing.jsp.

[12] Remuneration of all physicians. [2012-09-30]. http://www.ecosante.org/OCDEENG/250010.html.

[13] Sources of Income and Principal Employers of California Physicians, August 1965—Report of the Bureau of Research and Planning. [2012-09-30]. http://ukpmc.ac.uk/articlerender.cgi?artid=673578.

[14] Specialty Doctor and Associate Specialist Contract. [2012-09-30].http://www.bma.org.uk/employmentandcontracts/employmentcontracts.

[15] Terms and conditions – Consultants (England) 2003. [2012-09-30]. http://www.bma.org.uk/employmentandcontracts/employmentcontracts.

[16] Department of Healt. Consultant Clinical Academic Substantive Contract: Suggested Clauses (England). BMA, BDA, UCEA. [2012-06-26]. http://www.nhsemployers.org/~/media/Employers/Documents/Pay%20and%20reward/Substantive_clauses_version_5_010308_aw.pdf.

[17] British Medical Association. Guidance Notes for the Employment of Consultant Clinical Academics (England). [2012-06-26]. http://www.nhsemployers.org/~/media/Employers/Documents/Pay%20and%20reward/Guidance_notes_version_6_010308_aw.pdf.

[18] NHS confederation. National Health Service Hospital Medical and Dental Staff and Doctors in Public Health Medicine and the Community Health Service (England and Wales). [2012-06-26]. http://webarchive.nationalarchives.gov.uk/20130107105354/http://www.dh.gov.uk/prod_consum_dh/groups/dh_digitalassets/@dh/@en/documents/digitalasset/dh_4074014.pdf.

[19] National Audit Office (UK). NHS Pay Modernisation: New Contracts for General Practice Services in England. [2012-06-26]. http://www.nao.org.uk/wp-content/uploads/2008/02/0708307.pdf.

[20] British Medical Association. Quality and Outcomes Framework guidance for GMS contract 2011/12. [2013-3-1]. http://www.nhsemployers.org/Aboutus/Publications/Pages/QOF_guidance_GMS_contract_2011_1.

[21] General Practitioner Committee. Framework for a written contract of employment, General Practitioners Committee, Committee of General Practice Education. [2012-06-26]. http://www.eastbournegpvts.org/trainers/attachments/specimen-contract.pdf.

[22] British Medical Association. About the BMA. [2012-6-30]. http://bma.org.uk/about-the-bma.

[23] British Medical Association. Practical support at work. [2012-6-30]. http://

bma.org.uk/practical-support-at-work

[24] BMJ Learning. The role of the BMA and national and local negotiations. [2013-3-2]. http://learning.bmj.com/learning/module-intro/.html?moduleId=10023889.

[25] BMJ Learning. The role of the BMA and the Local Negotiating Committee (LNC). [2013-3-2]. http://learning.bmj.com/learning/module-intro/.html?moduleId=10023886.

[26] NHS Health Education South West. The role of the BMA in supporting SAS doctors. [2012-12-1]. http://www.peninsuladeanery.nhs.uk/files/File/SAS/SAS_Conference/2014/Mark_Porter.pdf.

[27] British Medical Association. Consultant Contract. [2012-10-15]. http://www.bma.org.uk/employmentandcontracts/employmentcontracts.

[28] Leiyu Shi, Douglas A. Singh. Delivering Health Care in America: a Systems Approach. 5th edition. Sudbury: Jones and Bartlett, 2011.

[29] 张英洁, 李士雪. 美国的医疗保障制度及对我国的借鉴和启示. 中国卫生事业管理, 2008, 244 (10): 709-712.

[30] Susan Giaimo. Markets and Medicine: the Politics of Health Care Reform in Britain, Germany and the United States. Ann Arbor: The University of Michigan Press, 2002.

[31] 陈培元. 美国的蓝十字与蓝盾医疗保险. 国外医学医院管理分册, 1987, 1: 4-7.

[32] American Medical Association. Health Care Careers Directory. Boston: American Medical Association Press, 2011.

[33] Audiey C. Kao, Diane C. Green, Alan M. Zaslavsky, et al. The Relationship Between Method of Physician Payment and Patient Trust. American Medical Association, 1998, 280(19): 1708-1714.

[34] Avi Dor, Harry Watson. The Hospital-Physician Interaction in U.S. Hospitals: Evolving Payment Schemes and Their Incentives. Amsterdam: Elsevier Science B.V., 1995

[35] Carol K. Kane, Horst Loeblich. Physician Income: the Decade in Review. Physician Socioeconomic Statistics, 2003

[36] Robyn S. Shapiro, Kristen A. Tym, Dan Eastwood, et al. Managed Care, Doctors, and Patients: Focusing on Relationships, Not Rights. Cambridge: Cambridge University, 2003.

[37] 马亚楠, 刘海波, 何钦成. 美国的管理型医疗保健及对我国卫生保健制度

的启示 . 中国卫生事业管理，2007，225（3）：210-211.

[38] 孙晓筠，Adrian Sleigh，韩东，等 . 美国管理化卫生保健制度对我国新型农村合作医疗的启示 . 卫生经济研究，2005，8：33-35.

[39] 张和平，徐兰 . 美国管理型医疗保健模式及其对我国医疗保健制度改革的启示 . 卫生软科学，2007，21（2）：117-119.

[40] Alan L. Hillman, Pete W. Welch, Mark V. Pauly. Contractual arrangement between HMOs and primary care physician: three-tiered HMOs and risk pools. Medicare Care, 1992, 30（2）: 136-146.

[41] About American Medical Association. [2012-10-15]. http://www.ama-assn. org/ama/pub/about-ama/our-mission.shtml.

[42] The AMA Policy System. [2012-10-15]. http://www.ama-assn.org/ama/pub/ about-ama/our-people/house-delegates/developing-ama-policies.shtml.

[43] American Board of Medical Specialties. Which Medical Specialist for You. Melbourne: Elsevier Inc., 2006.

[44] State-specific Requirements for Initial Medical Licensure. [2012-10-30]. http://www.fsmb.org/usmle_eliinitial.html.

[45] Role of the Medical Board of California. [2012-10-30]. http://www.mbc. ca.gov/board/meetings/materials_2009_01-29_education.pdf.

[46] The Enforcement Process of Medical Board of California. [2012-10-30]. http://www.medbd.ca.gov/enforcement_process.pdf.

[47] Benedict Irvine, Shannon Ferguson, Ben Cackett. Background Briefing: The Canadian Health Care System. [2012-06-26]. http://www.civitas.org.uk/pdf/ Canada.pdf.

[48] Canada Health Act. [2012-10-21]. http://en.wikipedia.org/wiki/Canada_ Health_Act.

[49] Health care in Canada. [2012-10-21]. http://en.wikipedia.org/wiki/Health_ care_in_Canada.

[50] Ministry of Health of Canada. Healthcare System in Canada. [2012-06-26]. http://www.hc-sc.gc.ca/ahc-asc/minist/index-eng.php.

[51] Robert Steinbrook. Private Health Care in Canada, Massachusetts Medical Society. N Engl J Med, 2006, 354: 1661-1664.

[52] Abraham Flexner, Henry S.Pritchett. Medical Education in the United States and Canada. Bulletin of the World Health Organization. [2012-06-26]. http:// apps.who.int/iris/bitstream/10665/71534/1/bulletin_2002_80%287%29_594-

602.pdf?ua=1.

[53] College of Physicians & Surgeons of British Columbia. [2012-10-14]. https：//www.cpsbc.ca/public-info/complaints-and-concerns/general.

[54] Medical school in Canada. [2012-10-30]. http://en.wikipedia.org/wiki/Medical_school_in_Canada.

[55] Medical Training/Licensure System in Canada. [2012-10-24]. http://www.img-canada.ca/en/licensure_overview/licensure.html.

[56] Canadian Institute for Health Information. Canada's Health Care Providers (1997 to 2006). [2012-06-26]. https：//secure.cihi.ca/free_products/hctenglish.pdf.

[57] Canada's Health Care Providers, 2007. Canadian Institute for Health Information, 2007. Concerns of a Physician's Fitness to Practice. [2012-10-24].https：//www.cpsbc.ca/public-info/complaints-and-concerns/concerns-a-physicians-fitness-practice.

[58] John R. Carlisle. The legal relationship of doctor and hospital. Canadian Family Physician, 1983, 29：1481-1483.

[59] Joshua Tepper. The Evolving Role of Canada's Family Physicians. Canadian Institute for Health Information. [2012-06-26]. https：//secure.cihi.ca/free_products/PhysiciansREPORT_eng.pdf.

[60] Practice Options [EB/OL]. [2012-10-30]. http://www.img-canada.ca/en/cmp/practice-options.html

[61] Livio Di Matteo. Canadian doctors one of Canada's fastest growing health costs. [2012-7-8]. http://umanitoba.ca/outreach/evidencenetwork/archives/4956#sthash.71AetjOc.dpuf

[62] Health Services in British Columbia. [2012-10-02]. http://www.img-canada.ca/en/can-hc-system/bc/health-services.html.

[63] Ministry of Health of British Columbia. Highlights of the Physician Master Agreement. [2012-06-26]. http://www.rccbc.ca/sites/default/files/document-library/2010/2007_PMA_Highlights.pdf.

[64] J. Bruce Davis.Cost Containment Mechanisms in Canada. Croatian Medical Journal, 1999, 40(2)：287-293.

[65] Jonathan Lomas, Catherine Fooks, Thomas Rice, et al. Labelle, Paying Physicians in Canada ：Minding Our Ps and Qs. Health Affairs, 1989, 8(1)：80-102.

[66] Victor G. Rodwin, Harvey Grable, Gregory Thiel. Updating the Fee Schedule for Physician Reimbursement: A Comparative Analysis of France, Germany, Canada, and the United States. [2012-10-02]. http://www.nyu.edu/projects/rodwin/update.html.

[67] Northern Health Authority. Northern Health Authority 2009/10 – 2011/12 Service Plan. [2012-06-26]. http://www.northernhealth.ca/Portals/0/About/Financial_Accountability/documents/2009-10NorthernHealthServicePlan.pdf.

[68] Odette Madore. The Canada Health Act: Overview and Options. Parliamentary Information and Research Service. [2012-06-26]. http://www.parl.gc.ca/content/lop/researchpublications/944-e.htm.

[69] Provincial Health Services Authority. PHSA Strategic Plan 2010-2013. [2012-12-25]. http://www.phsa.ca/NR/rdonlyres/E7E981A2-26A8-4EA8-9823-491BAF714543/0/PHSAStrategicPlanFINAL2010.pdf

[70] The Royal College of Physicians and Surgeons of Canada. [2012-10-02]. http://rcpsc.medical.org/about/.

[71] Kerstin Kamke. The German health care system and health care reform. Health Policy, 1998, 43: 171-194.

[72] Barnighausen T, Sauerborn R. One hundred and eighteen years of the German health insurance system: are there any lessons for middle- andlow-income countries? Soc Sci Med, 2002, 54: 1559-1587.

[73] David G. Green, Benedict Irvine. Health Care in France and Germany: Lessons for the UK. Institute for the Study of Civil Society. [2012-06-26]. http://www.civitas.org.uk/pdf/cs17.pdf.

[74] European Observatory on Health Care Systems. Health Care Systems in Eight Countries: Trends and Challenges. [2012-06-26]. http://www.cimca.ca/i/m/Health-Care-Systems-in-Eight-Countries-European-Observatory.pdf

[75] Markus Worz, Reinhard Busse. Analysing the impact of health-care system change in the EU member states-Germany. Health Economics, 2005, 14: S133-S149.

[76] Daniela Kempkens, Wilfried E. Dieterle, Martin Butzlaff, et al. German Ambulatory Care Physicians' Perspectives on Continuing Medical Education—A National Survey. Journal of Continuing Education in the Health Professions, 2009, 29 (4): 259-268.

[77] Medical education in Germany. [2012-10-03]. http://wiki.ifmsa.org/scome/

index.php?title=Medical_education_in_Germany.

[78] Undergraduate medical education in Germany. [2012-10-03].http://www.ncbi.nlm.nih.gov/pmc/articles/PMC2716556.

[79] Gerhard Fülöp, Thomas Kopetsch, Gerhard Hofstätter, et al. Regional distribution effects of 'needs planning' for office-based physicians in Germany and Austria-methods and empirical findings. Journal of Public Health, 2008, 16 (6): 447-455.

[80] Petra Riemer-Hommel.The changing nature of contracts in German health care. Social Science & Medicine, 2002, 55 (2002): 1447-1455.

[81] Cathy Schoen, Robin Osborn, Phuong Trang Huynh, et al. On the front lines of care: primary care doctors' office systems, experiences, and views in seven countries. Health Affairs, 2006, 25 (6): w555-71.

[82] Cathy Schoen, Robin Osborn, Michelle M. Doty, et al. A aurvey of primary care physicians in eleven countries, 2009. perspectives on care, costs, and experiences, 2009, 28 (6): w1171-1183.

[83] Madelon W. Kroneman, Jouke Van der Zee, Wim Groot. Income development of general practitioner in eight European countries from 1975 to 2005. BMC Health Services Research, 2009, 9: 26.

[84] Public Health Genomics. [2012-09-30]. http://content.karger.com/produktedb/produkte.asp?typ=fulltext&file=CMG2006009004235.

[85] Rattay P, Butschalowsky H, Rommel A, et al. Utilization of outpatient and inpatient health services in Germany: results of the German Health Interview and Examination Survey for Adults. Bundesgesundheitsblatt Gesundheitsforschung Gesundheitsschutz, 2013, 56(5-6): 832-844.

[86] Reinhard Busse, Ulrike Nimptsch, Thomas Mansky. Measuring, monitoring, and managing quality in Germany's hospitals. Health Affairs, 2009, 28 (2): w294-304.

[87] Ellen Kuhlmann, Judith Allsop, Mike Saks. Professional governance and public control: a comparison of healthcare in the United Kingdom and Germany. Current Sociology, 2009, 57 (4): 511-528.

[88] German Medical Association. Organisational Chart of the German Medical Association: Federation of the German Chambers of Physicians. [2012-6-9]. http://www.bundesaerztekammer.de/downloads/BAEKOrganigram20130522.pdf

[89] Christa Altenstetter. Insights from health care in Germany. Am J Public Health, 2003, 93(1): 38-44.

[90] 于畅海. 科学管理之父——弗雷德里克·温·泰勒. 保定：河北大学出版社，2005.

[91] 杜旌. 知识人员工作测量方法认可度实证研究. 科研管理，2005，26（1）：29-35.

[92] 刘金峰，吴奇飞，郭燕红，等. 我国护理人力资源配置的核心问题和对策. 中国卫生资源，2003，11（6）：246-248.

[93] 石兰萍，韩祺，王小花，等. 护理人力资源配置方法研究的进展. 护理研究，2005，19：573-574.

[94] 杨辉，范艳敏. 临床护理工作量测量方法研究. 护理研究，2008，22（4）：941-943.

[95] 张鹏程，廖建桥. 知识型劳动评估模型及有效性研究：工作测量的视角. 研究与发展管理，2005，17（5）：43-50.

[96] 张惠霞. 综合医院临床护理工作量调查与人员合理编制的探讨. 中华医院管理杂志，1996，12（12）：718-720.

[97] 张莹，冯正仪，程晓明，等. 上海市5家三级综合性医院护理工作量调查分析. 上海护理，2003，3（2）：13-16.

[98] 范艳敏，杨辉. 普通病区护理工作量测量及人员配置. 中国护理研究，2008，22（4）：1110.

[99] 周素鲜. 不同病种类患者直接护理实践的探讨. 护理进修杂志，1997，12（7）：11-12.

[100] 孙红，蔡虻，郭红，等. 病人分类系统应用于护理人力配置的研究进展. 中华护理杂志，2007，42（7）：600-602.

[101] 曾嵘欣，温小霓. 医院薪酬体制下的供方诱导分析. 中国医院管理，2008，28（5）：9-10.

[102] 庞连智，贺金仙，章亚萍. 对社区家庭病床工作有效工时的调查分析. 中国全科医学，2002，5（5）：371-373.

[103] 张群. 浅谈医院奖酬管理. 卫生经济研究，2003，3：40-41.

[104] 张辉，刘兴柱，于保荣. 成本相对值法及其应用研究. 中国卫生事业管理，1998，8：415-418.

[105] 韩璐，凌莉，吴圣明，等. 某省医疗服务项目成本测算结果分析. 中国医院管理，2004，24（3）：28-31.

[106] Michel W, Pieter H, Reinier A, et al. Physician workload in primary

care：What is the optimal size of practices? A cross-sectional study. Health Policy，2006，77（3）：260-267.

[107] Daniel JF，Scott L，Robin H，et al. Emergency physicians' behaviors and workload in the presence of an electronic whiteboard. International Journal of Medical Informatics，2005，74（10）：827-837.

[108] William CH.，Peter B.，Daniel LD，et al.An overview of development and refinement of the Resource-Based Relative Value Scale. Medical Care，1992，30（11）：NS1-NS9.

[109] Eric AL，Douwe BY，Nancyanne C. Physician and practice characteristics，frequency of performance，and the Resource-Based Relative Value Scale. Medical Care，1992，30（11）：NS40-NS49.

[110] R Fetter，J Freeman，A Averill，et al. Case mix definition by diagnosis related groups. Med. Care，1980，18（2）：1-53.

[111] Roger France FH. Case mix use in 25 countries：a migration success but international comparisons failure. International Journal of Medical Informatics，2003. 70：215-219.

[112] 黄惠英. 诊断相关分类法在北京地区医院管理可行性研究. 中华医院管理杂志，1994，10（3）：131-136.

[113] 北京市政府. 北京市 2010—2011 年深化医药卫生体制改革实施方案 [EB/OL]. 2010-6-4. [2011-9-14]. http://zhengwu.beijing.gov.cn/zwzt/ygfazj/t1116697.htm.

[114] W Jian，Y Huang，M Hu，et al. Performance evaluation of inpatient service in Beijing：a horizontal comparison with risk adjustment based on Diagnosis Related Groups. BMC Health Services Research，2009，9:72 doi：10.1186/1472-6963-9-72 [EB/OL]. 2009-4-1. [2011-9-2]. http://www.biomedcentral.com/1472-6963/9/72/.

[115] Kattcy Eagar.Two decades of casemix - Department of Health and Ageing. [EB/OL]. [2011-9-14]. http://www.health.gov.au/internet/main/publishing.nsf/Content/.../Kathy%20Eagar.pps.

[116] Iezzoni L. Risk Adjustment for Measuring Health Care Outcomes.3rd ed. Chicago：Health Administration Press，2003.

[117] Grimaldi，Paul L，Micheletti，et al. Diagnosis Related Groups：A Ractitioner's Guide. 2nd ed. Chicago：Pluribus Press，1983.

[118] Commonwealth of Australia. Australian Refined Diagnosis Related Groups，

Version 5. 0，Definitions Manual. 2002，Canberra.

[119] Burik D，Nackel JG. Diagnosis-related groups：tool for management. Hosp Health Serv Adm，1981，26（1）：25-40.

[120] Judith Mistichelli. Diagnosis Related Groups（DRGs）and the Prospective Payment System：Forecasting Social Implications. [2011-9-14]. http://bioethics.georgetown.edu/publications/scopenotes/sn4.pdf.

[121] 3M Company. Definitions manuals. [2011-9-14]. http://solutions.3m.com/wps/portal/3M/en_US/3M_Health_Information_Systems/HIS/Products/Definition_Manuals/.

[122] UrsBrügger.Impact of a Diagnosis-Related Groups（DRG）reimbursement system in an acute in-patient hospital setting：A literature review. 2011-8-16. [2011-9-11]. www.ssphplus.ch/IMG/pdf/DRG_Plenary_Urs_Brugger_16.08.2011.pdf.

[123] Grimaldi PL，Micheletti JA. Drg Update：Medicare's Prospective Payment Plan. Chicago：Pluribus Press，1984.

[124] Nilsson CA，Carling K，Erlo CK，et al. ADRG，DRG or RDRGÐ which systemis best? In：Proceedings Manual，Patient Classification Systems/Europe. 14th International Working Conference，Mancester，UK：PCS/E；：179-184.

[125] Judith Mistichelli . Diagnosis Related Groups（DRGs）and the Prospective Payment System：Forecasting Social Implications. [2011-9-14] . http://bioethics.georgetown.edu/publications/scopenotes/sn4.pdf.

[126] International Quality Indicator Project.Acute care indicators. [2011-9-15]. http://www.internationalqip.com/indicators.aspx.

[127] Agency for Healthcare Research and Quality（AHRQ）. Patient safety indicator：PIS 2 Death in low-mortality DRGs. [2011-9-15]. http://www.qualityindicators.ahrq.gov/Downloads/Software/SAS/v41A/TechSpecs/PSI%2002%20Death%20in%20Low-mortality%20DRGs.pdf.

[128] Anna Barker，Caroline Brand，Peter Cameron，et al. Death in Low Mortality Diagnosis Related Groups（LM-DRG）：A review of the indicator in Victorian hospitals. [2011-9-15]. http://www.crepatientsafety.org.au/seminars/in-hospital-mortality/presentations/session_3_barker.pdf.

[129] Agency for Healthcare Research and Quality（AHRQ）.AHRQ quality indicators software. [2011-9-15]. http://www.qualityindicators.ahrq.gov/

software/default.aspx.

[130] 江开达. 精神病学. 北京：人民卫生出版社，2005.

[131] English JT，Sharfstein SS，Scherl DJ. Diagnosis-related groups and general hospital psychiatry. American Journal of Psychiatry，1986，143：131-139.

[132] Department of Health（United States）. Ambulatory Care Payment Reform - Ambulatory Patient Groups（APGs）. 2011-7-1. ［2011-9-15］. http://www. health.state.ny.us/health_care/medicaid/rates/apg/.

[133] Magnus A. BjÎrkgren，Unto HÌkkinen，U. Harriet inne-Soveri，et al. Validity and eliability of Resource Utilization Groups（RUG-III）in Finnish long-term care facilities. Scand J Public Health，1999，27：228-234.

[134] Lichtig LK. Hospital Information System for Case Mix Management. New York：John Wiley & Sons Press，1986.

[135] Palmer G，Aisbett C. Defining and paying for outliers：an evidence-based clarification of conceptual issues. In：J. Hofdijk（ed.）Proceedings Patient Classification Systems Europe Conference，Sydney：PCS/E；1996：12-21.

[136] Centers for Medicare & Medicaid Services（CMS）. Medicare Hospital Prospective Payment System：How DRG Rates Are Calculated and Updated. 2001-8-1. ［2011-9-15］. https://www.cms.gov/MLNProducts/ downloads/AcutePaymtSysfctsht.pdf.

[137] Barnighausen T，Sauerborn R. One hundred and eighteen years of the German health insurance system：are there any lessons for middle- andlow-income countries? Social Science & Medicine，2002，54:1559-1587.